2022 ACC/ESC 心血管疾病研究进展

主　编　李艳芳　韩学斌
　　　　师树田　郭彦青

科学出版社
北京

内 容 简 介

本书为2022年美国心脏病学会科学年会（ACC）和2022年欧洲心脏病学会科学年会（ESC）心血管疾病最新研究进展摘要，包括高血压研究进展、冠心病研究进展、心力衰竭研究进展、心律失常研究进展、高脂血症研究进展、结构性心脏病研究进展和其他研究进展等，以及2022 ESC新发布的4部临床指南，对国内心血管专业医师和非心血管专业医师的临床实践都有重要的参考价值。

图书在版编目（CIP）数据

2022 ACC/ESC 心血管疾病研究进展 / 李艳芳等主编 . — 北京 : 科学出版社 , 2022.10
ISBN 978–7–03–073303–0

Ⅰ . ① 2… Ⅱ . ① 李… Ⅲ . ① 心脏血管疾病－研究进展－ 2022 Ⅳ . ① R54–1

中国版本图书馆 CIP 数据核字（2022）第 181876 号

责任编辑：于 哲 / 责任校对：张 娟
责任印制：赵 博 / 封面设计：龙 岩

科 学 出 版 社 出版
北京东黄城根北街 16 号
邮政编码：100717
http://www.sciencep.com

三河市春园印刷有限公司 印刷

科学出版社发行 各地新华书店经销

*

2022 年 10 月第 一 版 开本：850×1168 1/32
2022 年 10 月第一次印刷 印张：6 7/8
字数：165 000

定价：45.00 元
（如有印装质量问题，我社负责调换）

编者名单

主　编　李艳芳　韩学斌　师树田　郭彦青

副主编　胡亦新　高　海　蒋志丽　王喜福
　　　　曹芳芳　高夏青

编　者　（以姓氏笔画为序）

于　娟　王　冠　王　梅　王　朝

王立中　王成钢　王兆宏　王志鑫

王喜福　叶　明　师树田　乔娜婷

刘　飞　孙晓冬　李　响　李　俐

李观平　李艳芳　杨　铎　宋俊迎

张　伟　张　倩　张　萍　张　锋

张文静　张玲姬　张振英　张新勇

张慧敏　武文峰　武志锋　金彦彦

周　璨　周博达　屈　超　胡亦新

祖晓麟　高　海　高玉龙　高夏青

郭彦青　曹　倩　曹芳芳　曹晓菁

符　浩　盖婉丽　彭余波　蒋志丽

韩学斌　曾　源　曾亚平　薛亚军

魏路佳

目　录

2022 美国心脏病学会科学年会（ACC）概况

首都医科大学附属北京安贞医院　李艳芳

2022 年第 71 届美国心脏病学会科学年会（ACC）于当地时间 4 月 2 日至 4 月 4 日在美国华盛顿举行，参会人数达 1 万多人，全球范围内如此高涨的参会热情前所未有。

本届大会最新完成的临床试验（LBCT）共 39 项，在 8 个不同的会场公布了研究结果。会议以实时与虚拟同步的方式召开。

LBCT 会场 I 公布了 VALOR-HCM 随机临床试验，该研究有 22 个医疗中心参加，历时 16 周，参试者 112 人。参试药物 Mavacamten 是一种选择性心肌肌球蛋白抑制剂，可通过抑制过量的肌球蛋白－肌动蛋白横桥结合来降低心肌收缩力、心肌过度增厚及顺应性减退。研究目的：新型肌球蛋白抑制剂 Mavacamten 能否有助于重度梗阻性肥厚型心肌病（HCM）患者避免手术或酒精消融术的间隔复位治疗，并能带来此类患者的症状、运动能力、心脏重塑和生活质量的改善。结果表明，大多数 HCM 患者服用 Mavacamten 16 周后，不再需要手术治疗，获益显著。

SODIUM-HF 研究（100 mmol 心力衰竭饮食干预研究）在 6 个国家的 27 个地区入选了 841 例 NYHA Ⅱ～Ⅲ级的心力衰竭患者，随机分为两组。试验组每天摄入不超过 1500mg 的钠，对照组接受限制钠摄入量的标准建议，随访 1 年，研究终点为全因死亡、心血管原因的住院率和急诊就诊率。结果表明，为期 12 个月的试验没有达到其主要终点。虽然干预措施没有减少临床事件，但低钠组在堪萨斯城心肌病调查问卷和 NYHA 分级上有适度的改善。

　　CHAP（慢性高血压和妊娠）研究探讨了新发或未经治疗的慢性高血压孕妇的血压控制是否有助于避免先兆子痫、不良胎儿结局和其他不良事件。研究共纳入 2408 例女性患者，积极治疗组的降压目标值为 140/90mmHg，或通过逐步降压治疗实现更低的血压目标值；标准治疗组起始不采用药物治疗，除非血压达到或超过 160/105mmHg。逐步降压治疗包括初始应用拉贝洛尔或硝苯地平缓释片，必要时加用另一种降压药物。主要终点为出现严重先兆子痫、＜35 周早产、胎盘早剥和胎儿 / 新生儿死亡的复合结局。结果显示，积极治疗组的主要终点事件发生率显著降低。相比标准治疗组，积极降压治疗组的不良母体复合结局及新生儿不良复合结局发生率更低。

　　新近完成的临床试验 POISE-3（围手术期缺血评估 -3），入选了 9535 例接受非心脏手术的患者，对止血剂氨甲环酸（Tranexamic Acid，TXA）和安慰剂进行了对比研究。TXA 是一种抗纤溶药物，其与纤溶酶原的赖氨酸结合位点具有高亲和性，可封闭纤维蛋白结合的能力，导致纤溶活性降低，进而发挥止血作用。研究结果表明，与安慰剂相比，非心脏手术患者应用 TXA 可显著减少出血事件的发生率。POISE-3 随后还有同一队列的单独随机分组，比较术前和围手术期的血压控制策略。

　　本届大会报告了 REVERSE-IT 试验的年龄分组分析，展示了单克隆抗体 Bentracimab（PhaseBio Pharmaceuticals，Inc）逆转替格瑞洛抗血小板作用的能力。

　　P2Y12 抑制剂替格瑞洛是高强度抗血小板药物，相对于其他抗血小板药物，出血风险有所增加，尤其在老年人群，而且，替格瑞洛的抗血小板作用不能通过输注血小板来逆转，因此，很有必要开发针对性的止血剂。本研究结果表明，Bentracimab 在老年人群中能快速逆转替格瑞洛的抗血小板作用；同时未发生血栓栓塞事件及临床不良反应，为服用替格瑞洛抗血小板治疗的老年人群降低出血风险提供了安全保障。

　　SCORED 研究评价了索格列净（Sotagliflozin）对 2 型糖尿病合

并中度肾功能损害［eGFR 25 ~ 60ml/（min·1.73m^2）］且伴心血管危险因素患者的心血管和肾脏保护作用。索格列净对 SGLT1（钠 - 葡萄糖共转运蛋白 1）和 SLGT2（钠 - 葡萄糖共转运蛋白 2）有双重抑制作用，抑制 SGLT1 可抑制消化道葡萄糖和半乳糖的吸收，抑制 SLGT2 则减少了肾小管对葡萄糖的重吸收。该研究共纳入 10 584 例患者，随机进入索格列净组（200mg/d）或安慰剂组，随访 16 个月。结果表明，索格列净组主要复合终点事件（心血管死亡、因心力衰竭住院或因心力衰竭急诊就诊）发生率较安慰剂组下降 26%（分别为 5.6/100 患者 - 年和 7.5/100 患者 - 年，$HR\ 0.74$，$95\%\ CI\ 0.63 ~ 0.88$，$P < 0.001$），给患者带来了更大的获益。

COMPLETE 研究旨在探讨 ST 段抬高型心肌梗死（STEMI）合并多支血管病变患者，完全血运重建策略与仅罪犯血管 PCI 策略相比较，能否改善心肌梗死后患者心绞痛相关的生活质量。研究共纳入 4041 例 STEMI 合并多支血管病变患者，在罪犯病变成功实施了直接 PCI 后，随机分为完全血运重建组（对血管造影示非罪犯血管有明显狭窄的患者再行 PCI 以完全再血管化）2016 例和仅处理罪犯病变的 PCI 组 2025 例。随机分组时、随访 6 个月及研究结束的最后一次随访时（中位随访时间为 3 年）分别填写西雅图心绞痛量表（Seattle Angina Questionnaire，SAQ），评估生活质量。SAQ 量表由 19 个问题组成，由患者填写，主要评估心绞痛的发作频率、治疗的满意程度、心绞痛的稳定状态、体力活动受限程度及生活质量。量表的分数为 0 ~ 100 的连续变量，分数越高，表明患者的身体功能及生活质量越好。随访 3 年时，完全血运重建组有 87.5% 的患者无心绞痛发生，仅处理罪犯血管组无心绞痛发生的比例是 84.3%，两组之间有显著统计学差异（P=0.013）。完全血运重建策略和仅处理罪犯血管策略均能改善 STEMI 合并多支血管病变患者的心绞痛相关生活质量，但完全血运重建策略获益更大。

FAME-3 试验是在血流储备分数（FFR）指导下行冠状动脉旁路移植术（CABG）与经皮冠状动脉介入术（PCI）的比较研究。结果表明，在三支冠状动脉病变的患者中，FFR 指导的 PCI 与 FFR 指导的 CABG 术后 12 个月时生活质量相似；与 CABG 相比，血运重建术后 1 年内，FFR 指导的 PCI 能更快地改善生活质量，尤其是改善＜65 岁患者的工作状态；12 个月时，两个不同策略组心绞痛发生率均明显降低，但无显著统计学差异。

EDIT-CMD 试验是一项小型、随机，有关地尔硫䓬改善慢性心绞痛患者微血管功能障碍的评估，入选患者有非阻塞性冠状动脉疾病。研究结果显示，地尔硫䓬对心绞痛合并非阻塞性冠脉疾病（ANOCA）患者血管舒张功能障碍的疗效与安慰剂相比无显著性差异，地尔硫䓬未能改善患者的心绞痛症状及生活质量，因此，地尔硫䓬是否适用于 ANOCA 治疗存有争议。

新近完成的临床试验Ⅱ包括 SuperWIN（超市网络干预）试验，研究了基于社区健康生活方式选择的推广创新策略，为杂货店购物者提供购买点饮食教育，提供在线教学组件，并不断跟进以确定它是否影响了未来的食物选择。研究者认为，在人们购买食物的杂货店，饮食干预措施可能有最好的实施机会。该研究比较了至少存在一个 CV 风险因素、参与教育干预的超市购物组和非干预对照组的 DASH 分值变化。根据参试者在 3 个月内购买的食物进行打分，分值变化会反映出与古老的 DASH 饮食是否存在一致性。研究结果表明，对比试验前后（3 个月）参与者的饮食习惯，店内强化营养教育课程显著提高了购物者的 DASH 打分，与对照组相比提高 4.7 分（$P=0.02$），对照组较基线提高 5.8 分。与没有参加线上营养教育课程的购物者相比，将店内营养教育课程与在线教育及培训相结合的购物者，DASH 打分又增加了 3.8 分（$P=0.01$）。

MITIGATE 试验探讨了每天服用十碳五烯酸乙酯（Vascepa）是否可以降低 50 岁或以上年龄，有临床冠状动脉疾病、神经血管或外周血管疾病，或有血运重建病史者的上呼吸道感染风险（尤其是 SARS-CoV-2 或季节性流感病毒）。入选人数为 39 600 人。

治疗血脂异常的药物研究包括 TRANSLATE-TIMI 70 试验，研究结果显示靶向肝细胞血管生成素样蛋白 3（ANGPLT3）mRNA 的反义寡核苷酸药物 Vupanorsen，能够进一步降低已经接受他汀治疗患者的非高密度脂蛋白胆固醇（non-HDL-C）水平达 28%，降低三酰甘油（TG）的水平达 57%，降低 ANGPLT3 水平达 95%，也中度降低 LDL-C 与载脂蛋白 B（ApoB）水平。PACMAN-AMI 试验观察了应用 PCSK9 抑制剂阿利西尤单抗（Praluent）对冠状动脉斑块体积和成分的影响，在 PCI 术后 24 小时和 52 周对两个非梗死相关动脉连续进行冠状动脉血管内超声（IVUS）、近红外光谱（NIRS）和光学相干断层扫描（OCT）进行研究。主要终点是从基线到第 52 周 IVUS 衍生的动脉粥样硬化体积百分比（PAV）变化。次要终点是从基线到第 52 周，NIRS 衍生的 4mm 最大脂质核心负荷指数（max LCBI 4mm）和 OCT 衍生的最小纤维帽厚度（FCTmin）的变化。结果表明，AMI 患者在高强度他汀类药物治疗基础上加用阿利西尤单抗，能更好地降低 PAV 和脂质负荷，增加 FCTmin，稳定并逆转非梗死相关动脉的斑块。

APOLLO 试验是对短干扰核糖核酸（siRNA）SLN360（沉默疗法）的一期评估研究，SLN360 可抑制肝脏中产生的脂蛋白 a［Lp（a）］。研究共纳入 32 例无已知心血管疾病，血浆 Lp（a）≥ 150nmol/L 的受试者。试验结果表明，不同剂量的 SLN360 可将 Lp（a）水平较基线降低 50% ～ 90% 以上，呈剂量依赖性。单次注射后持续降低 Lp（a）时间达 150 天，是目前降低 Lp（a）制剂中作用持续时间最长的药物；药物的安全性较好，没有肝、肾功能损伤等严重不良反应。虽然已知升高的 Lp（a）与 CV 风险有关，但降低 Lp（a）水平在药理学上是否具有心血管保护作用仍有待进一步验证。

新近完成的临床试验Ⅲ包括了全部心力衰竭研究。其中有 METEORIC-HF 试验，该研究入选了 276 名射血分数降低（HFrEF）和摄氧量（VO$_2$）峰值降低的心力衰竭患者，采用了新型选择性心脏肌球蛋白激活剂 Omecamtiv Mecarbil（OM）。该药可直接靶向作用于心脏的收缩机制，在不影响心肌细胞内钙浓度或心肌耗氧量的情况下，增加心肌收缩力、改善心脏功能、提高射血能力。但本研究结果表明：与安慰剂相比，在接受最佳指南指导治疗的慢性 HFrEF 患者中，OM 在 20 周内没有改善入选者的运动能力，OM 的总体安全性与安慰剂相当。2020 年曾在美国 AHA 会议报告的 GALACTIC-HF 研究评估了 OM 对 HFrEF 患者的心血管预后和安全性影响。结果表明，该药物改善了 8000 多例 HFrEF 患者发生 HF 相关事件或 CV 死亡的风险，其中，射血分数最低的患者受益最大。这组心力衰竭试验最具特色的是 DIAMOND 研究，观察了钾螯合剂（Veltassa）对高钾血症患者的保护作用，高钾血症是肾素 - 血管紧张素 - 醛固酮抑制剂常见的不良反应。该研究入选了 878 例 HFrEF 患者进入临床观察，这些患者正在服用 β 受体阻滞剂和其他心力衰竭相关药物，并有药物相关性高钾血症病史。研究结果表明，钾螯合剂可降低血钾，优化指南指导的肾素 - 血管紧张素 - 醛固酮抑制剂治疗。DIAMOND 研究同时进行了亚组分析，包括高钾血症风险最高的心力衰竭合并慢性肾脏病、糖尿病、老年人群等，发现其疗效不受上述情况的影响。既往对慢性肾脏疾病或难治性高血压患者进行的螺内酯试验表明，一般情况下，螺内酯足以抵抗高钾血症的发生，从而能以更高、更一致的剂量联合服用降压药。

随机 IVVE（预防不良血管事件的流感疫苗）试验，在非洲、亚洲和中东招募了 5129 例年龄 ≥ 18 岁，临床诊断为心力衰竭，且 NYHA 心功能分级 Ⅱ、Ⅲ 和 Ⅳ 级的 HF 患者。所有参试者在纳入研究前 3 年内接种流感疫苗次数不超过 1 次。研究连续 3 年，参试者被随机分为两组，流感疫苗组 2560 例，安慰剂组 2569 例，每年在流感季分别接受 1 次流感疫苗注射或 1 次安慰剂注射。研究结果显示，定期接种流感疫苗的心力衰竭患者总体肺炎及住院率减低，而且在流感高发季的主要心血管事件发生率降低，但全年的不良心血管事件并无显著减少。PROMPT-HF 试验入选了 1310 例心力衰竭患者，被称为改善指南指导的门诊医疗策略的群集随机试验。该研究符合随机化后 30 天规定的指南导向药物治疗（GDMT）类别数量增加的主要终点，这是第一项通过低成本、可推广、促使临床医生开出推荐的药物处方的干预措施，是提高心力衰竭 GDMT 利用率的随机试验。医生看到患者输入医疗订单时、通过电子健康记录（EHR）系统收到定制的数字警报，据此及时为心力衰竭患者开具更多指南导向的药物治疗处方。入选者的平均年龄 72 岁；31% 是女性；18% 是黑种人；平均左室射血分数（LVEF）32%。84% 的患者已接受 β 受体阻滞剂治疗，71% 已接受 RAASi 治疗，29% 已接受 MRA 治疗和 11% 已接受 SGLTi 治疗。结果表明，每发出 14 次警报可以引发一次 GDMT 处方的药物增加。79% 的医疗人员认同该警报有效地改善了心力衰竭患者的药物治疗处方。虽然该研究没有评估临床健康结果，但研究人员表示，增加指南指导药物的使用会直接促进健康改善。MAVA-LTE 是一项长期延伸研究，对 MAVERICK-HCM 和 EXPLORER-HCM-Mavacamten 试验中的 310 例患者进行了评估。患者初始服用 5mg Mavacamten 每日 1 次。如果左心室流出道（LVOT）压力梯度 > 30mmHg，可增加药物剂量，以进一步降低梗阻；如果患者出现左室射血分数（< 50%）降低，医师会降低剂量或暂时停止用药。大多数患者服用 5mg 或 10mg，只有 15% 的患者服用 15mg。第 84 周随访时，83.5% 的患者 LVOT 压力梯度 < 30mmHg，NTproBNP 第 84 周下降了 488ng/L，降低了 63%。结果提示，心肌肌球蛋白抑制剂 Mavacamten 治疗症状性梗阻性肥厚型心肌病（HCM），可在较长时间内持续改善患者的生活质量和预后。

以心律失常为中心的临床试验包括 PARTITA。PARTITA 试验是由意大利、瑞士、波兰、法国、德国共 16 家医学中心参与的 2 期前瞻性多中心随机研究，由于 ICD 不恰当放电会严重影响患者的生活质量和生存率，因此，本研究旨在验证 ICD 首次放电后早期实施室性心动过速（室速）消融对预后的意义。有回顾性观察研究提示，射频消融根治室速可提高患者生存率。另有研究发现，无论对于缺血性或非缺血性心脏病，早期消融均可降低室速再发风险，但对于 ICD 术后行室速消融治疗的时机尚有争议，试验将首次经历适当 ICD

电击的患者随机分为立即室速消融组和标准治疗组，标准治疗组包括下次发生心律失常风暴时进行射频消融。研究结果表明，ICD 术后抗心律失常药物治疗失败后进行消融治疗能有效降低术后临床室速的复发。而且，本研究将导管消融介入治疗的时机选择在首次放电的 2 个月以内，有其理论基础，因为首次 ICD 放电后的一段时间内，临床室速的靶点区域仍处于活跃期，此时，有利于精准锚定、消融，并可以减少室速负荷，进而减少心力衰竭恶化住院、降低死亡率。

PACIFIC-AF 2 期试验，入选了 753 例 45 岁以上，有脑卒中和体循环栓塞风险，需要抗凝治疗的心房颤动（房颤）患者（CHA2 DS2 -VASc 评分男性 ≥ 2 或女性 ≥ 3），比较了口服 XI a 因子抑制剂阿森德仙（Asundexian）与 X a 因子抑制剂阿哌沙班（Eliquis）的安全性。入选患者被随机分为 3 组，分别使用 Asundexian 50mg 每日 1 次（254 例）、20mg 每日 1 次（251 例），或阿哌沙班 5mg 每日 2 次（250 例，部分患者减量为 2.5mg 每日 2 次）。研究结果表明，血栓终点事件（心血管死亡、心肌梗死、缺血性脑卒中或体循环栓塞）3 组发生率均较低且无显著性差异。不良事件发生率 3 组相似。Asundexian 的耐受性较好，仅有 5% 的患者在研究期间停药。XI a 因子抑制剂可能使这些患者的抗凝治疗更加安全。

新近完成的临床试验Ⅳ：PROTECT 试验是一项多中心、平行组、优效性试验，旨在评估术中更加积极地保温是否能减少患者围手术期主要并发症的发生。这项研究共纳入来自中国 12 家医疗中心及美国克利夫兰诊所的 5056 例患者。PROTECT 试验旨在确定围手术期"积极加温"是否对非心脏手术、具有 CV 危险因素的患者起到心脏保护作用。入选者被随机分到积极保温组 2507 例，常规保温组 2506 例。两组患者术中平均核体温度（胸、腹腔温度）分别为 37.1℃ 和 35.6℃。加温装置为加温毯或充气加温设备。研究主要结局为：心肌损伤（肌钙蛋白升高）、非致命性心脏骤停及术后 30 天内全因死亡的复合终点。试验结果提示，非心脏手术患者术中体核温度控制在 35.5℃ 或 37℃，术后 30 天内主要心血管事件复合终点的发生率并无显著差异。此外，与正常体温相差 1.5℃ 的轻度低温状态，并不会给患者造成包括切口感染、输血量等在内的明显预后差异。《柳叶刀》同期发表的评论文章指出，该项研究的结果颠覆了既往临床专家对术中保温认知的科学教条。手术过程中积极地将患者体温升至 37℃ 并没有必要，术中患者体核温度不低于 35.5℃ 足矣。

POISE-3 是血压控制策略研究，比较了接受非心脏手术的患者既要避免低血压又要避免高血压的策略。患者被随机分配至避免低血压组（$n=3742$）和避免高血压组（$n=3748$），其中 99% 的患者接受并完成了 30 天的临床随访。结果表明，两组的主要临床终点事件发生率无统计学差异（13.9% vs 14.0%，HR 0.99，95%CI 0.88 ～ 1.12，$P=0.92$）；次要临床终点事件发生率，包括非心脏手术后心肌损伤、心肌梗死、卒中、血管相关死亡、全因死亡等也均无统计学差异。手术中平均动脉压 ≥ 60mmHg 或 ≥ 80mmHg 产生了相似的临床血管结局。没有对血流动力学和血管结果产生实质性影响。

Pivotal CLASP2 TR 试验旨在评估 PASCAL 瓣膜钳夹系统在重度三尖瓣反流患者中的有效性和安全性。研究结果提示，对重度三尖瓣反流患者行经导管三尖瓣钳夹修复术是安全可行的，修复术明显降低了三尖瓣反流的严重程度，提高了患者的生存率，改善了心功能、6 分钟步行距离和日常生活质量。大型随机对照试验 CALSPTR-Ⅱ试验仍在进行中，将进一步比较 PASCAL 治疗和接受最佳药物治疗（包括利尿剂）患者的结局。

ADAPT-TAVR 试验是 Xa 因子抑制剂艾多沙班（Lixiana）和双重抗血小板治疗（DAPT）预防经导管主动脉瓣置换术（TAVR）后小叶血栓形成的比较研究。试验入选了 235 例患者。主要终点为在 6 个月时四维计算机断层扫描（4D-CT）上检测的瓣叶血栓发生率，次要终点是脑磁共振成像（MRI）提示的新发脑损伤的数量和体积，以及 TAVR 术后即刻至 6 个月神经功能和神经认知功能的系列变化。结果表明，TAVR 术后无长期抗凝指征的患者，艾多沙班组的瓣叶血栓发生率在数值上低于 DAPT，但无显著性差异，新发脑血栓栓塞和神经或神经认知功能在两组之间也无显著性差异。

FLAVOUR 试验在中国和韩国共入选了 1700 例冠脉狭窄率为 40%～70% 的患者，随机比较了在冠脉血流储备分数（FFR）或血管内超声（IVUS）指导下行 PCI 的结局。随访 24 个月，研究终点为全因死亡、心肌梗死或任何重复的血运重建。结果表明，无论是 FFR 组还是 IVUS 组，在死亡率、心脏病发作率或重复手术率上均无显著性差异。

ACC 赞助的质量改进计划 GHATI（全球心脏病治疗倡议组织）发布了 4000 例 ST 段抬高型心肌梗死（STEMI）患者的 2 年期报告。目前对中低收入国家中女性 STEMI 患者的性别差异及主要流行病学特点的报道较少，本研究拟分析入组 GHATI 研究中 STEMI 患者的性别分布，并与胸痛 - 心肌梗死（Chest Pain Myocardial Infarction，CPMI）国家心血管数据注册（NCDR）研究中的急性心肌梗死患者进行比较。研究共纳入 271 890 例患者。GHATI 研究纳入了来自 18 个国家的 2380 例 STEMI 患者，其中有 78% 的患者来自中低收入国家；CPMI 研究纳入了来自美国 748 个医疗机构的 269 510 例急性心肌梗死患者。GHATI 研究中女性 STEMI 患者百分比为 20%，而在 CPMI 研究中为 36%，两个研究中患者的性别分布存在显著性差异（95% CI –0.193～–0.137；$P < 0.001$）。GHATI 研究揭示了中低收入国家急性心肌梗死患者的治疗现状，其中女性所占比率较低，只有 12%～30%，仅为同期美国女性患者所占比例的 50%，而且，女性急性心肌梗死患者的预后往往更差。

GIPS-4 心肌保护研究对 380 例 ST 段抬高型心肌梗死患者在 PCI 前和 PCI 后接受硫代硫酸钠或安慰剂输注的结果进行了评估，主要终点为 4 个月时的心肌梗死面积。但 4 个月后的结果没有达到预期的主要终点，心脏 MRI 测量的心肌梗死面积没有显著改变。次要终点两组间也无显著性差异，包括 4 个月时的左室射血分数和 NT-proBNP 水平及心脏病发作期间 CK-MB 峰值。但试验证实了该药的安全性，两组患者在 4 个月时的主要不良心血管事件发生率相似，

但给药期间的恶心和呕吐率在硫代硫酸钠组更高。BIO|GUARD-MI 随机试验对 802 例有心肌梗死病史但无起搏器或 ICD 指征，左室射血分数（LVEF）> 35% 的患者进行植入式心律失常监测，ICM 植入组中 67% 的患者发现心律失常，39% 的患者接受了心律失常相关的治疗，显著高于常规随访组（6% 的患者接受了心律失常相关的治疗，HR=5.9，P < 0.0001）。这一结果支持 ICM 的植入能够早期发现心律失常。虽然 ICM 植入组和常规随访组因发现心律失常进行治疗的比例差异显著，但两组的主要终点事件无显著性差异。

外周动脉血管成形术的 Chocolate Touch 研究，使用了抗增殖药物紫杉醇的涂层球囊（DCB），被称为新一代 DCB，其扩张组件安装在镍钛合金结构上，并将膨胀球囊分离设计成可独立扩张的部分，球囊膨胀扩张病变时出现"枕头效应"，可以减少对血管内膜的损伤和夹层的产生。结果显示，与第一代 DCB 相比，Chocolate Touch 在随访 12 个月的有效性上表现出优势，而且在主要安全性终点方面不劣于第一代 DCB。

最后一个环节包括 5 个临床试验的亚组分析或其他已报道主要结果的试验更新。其中包括 SPYRAL HTN-ON MED 试验，该试验通过显示对收缩压和舒张压的影响程度，重振了肾动脉交感神经射频消融术（RDN）作为基于导管的难治性高血压治疗的希望。该试验对 400 多例患者进行了为期 3 年的随访后得出了新的数据，认为 RDN 治疗能够针对服用 1 ～ 3 种降压药物的高血压患者实现术后 24 个月和 36 个月的安全有效降压。与假手术相比，RDN 治疗后，6 个月内的 24 小时平均收缩压降低约 7mmHg，36 个月内降低 10mmHg，且没有出现任何不良事件。与同系列前期研究 SYMPLICITY HTN-3 相比，该试验在肾动脉主干和分支血管中进行了更多的消融尝试。此外，这项研究与针对未服用降压药的患者开展的 SPYRAL HTN-OFF MED 的结果相似。

EMPULSE 试验入选了 530 名稳定型心力衰竭患者，入选者被指定在医院开始服用 SGLT2 抑制剂恩格列净（empagliflozin，

Jardiance）或安慰剂，主要结局为 90 天的临床获益，定义为 90 天后全因死亡时间、HF 事件数（定义为 HF 住院、紧急 HF 就诊和计划外的 HF 门诊就诊）、出现首次 HF 事件的时间。研究采用堪萨斯城心肌病调查问卷（Kansas City Cardiomyopathy Questionnaire，KCCQ），以 KCCQ–TSS 总综合评分较基线时改变 5 分及以上评估复合终点。结果表明，服用 SGLT2 抑制剂的心力衰竭患者死亡率降低，再住院风险得到显著改善。

新 CANTOS 随机试验纳入了 10 000 多名近期急性心肌梗死和 C 反应蛋白（CRP）水平升高的患者，分为接受或不接受抗炎药卡那努单抗（Ilaris）两组。接受积极治疗的患者显示出一系列获益结果，包括降低了心血管疾病死亡率和卒中，但并不降低胆固醇水平。除"胆固醇理论"外，炎症一直被认为是动脉粥样硬化发生发展的重要机制。肾功能和炎症反应、胆固醇水平，对心血管预后的交互作用，应有更为深层、复杂的机制。新 CANTOS 研究结果提示，在他汀治疗基础上，加用卡那努单抗［白介素 –1β（IL–1β）单克隆抗体，Canakinumab］，能降低主要终点事件风险 15% ～ 17%。

NACMI 试验观察了北美确诊或疑似感染 COVID–19 的 ST 段抬高型心肌梗死（STEMI）住院患者，分析了该类患者在 COVID–19 流行第 1 年（2020 年 1 ～ 12 月）和第 2 年（2021 年 1 ～ 12 月）的临床特征及管理和预后的变化趋势。研究共纳入 3 组 STEMI 人群，分别为 COVID（+）、即时 COVID（–）及历史对照组。主要终点为住院死亡率，次要终点为住院死亡、脑卒中、再梗死事件组成的复合终点。共有 586 名 COVID 阳性（+）的 STEMI 患者进入本分析；其中 227 名在 2020 年接受治疗，359 名在 2021 年接受治疗。虽然 NACMI 是在北美进行的多中心研究，但对全球持久抗疫背景下的心肌梗死治疗仍有重要意义。研究结果提示，2021 年 COVID–19 合并 STEMI 患者的临床特征与预后发生了很大变化，院内死亡率从 2020 年的 33% 下降到 23%，这一获益主要来自于医护人员对管理策略的提高和改进。

  本届大会上还公布了来自 48 个国家 13 000 例患者有关 Kerendia（finerenone，非奈利酮）的两项 3 期试验数据。非奈利酮是非甾体类、选择性盐皮质激素受体拮抗剂（MRA），可减少盐皮质激素受体（MR）过度激活的有害影响。MR 过度激活可促进炎症和纤维化，进而导致 CKD 进展和心脏损害。此次公布的数据集被称为 Fidelity，主要观察了糖尿病肾病患者的心血管和肾脏结局，其中包含 Fidelio 的研究结果（主要评估 Kerendia 对晚期肾病的疗效）和 Figaro 的研究结果（重点评估 Kerendia 对慢性肾病的有效性）。结果表明，非奈利酮降低了患者出现严重心脏和肾脏不良结局的风险，有心脏病史的患者风险减少更为显著。在 3 年的中位随访期间，心血管疾病患者的心脏事件发生率为每 100 名患者 – 年 6.9 次，而没有心血管疾病病史的患者为 3 次，肾脏病风险也显示了类似的获益结果。Figaro 的研究数据还显示，非奈利酮可以与 SGLT2 药物联合，增强患者心脏和肾脏的获益。

  本届大会亮点闪烁，新的临床试验结果令人耳目一新，这些研究成果将为全球心血管领域的临床和基础研究不断前行起到重要的推动作用。

一、高血压研究进展

（一）2022 ACC CHAP 研究：即使是轻度慢性高血压在妊娠期也应该接受降压治疗

由于孕妇平均年龄的增长和肥胖率的上升，在全世界范围内妊娠期间慢性高血压的发病率均呈上升趋势。美国国家卫生统计中心的数据表明，2019 年，美国有超过 83 000 名孕妇在妊娠前患有慢性高血压。这一数字占当年记录的 370 万多名新生儿中的 2.2%。虽然对于重度高血压（妊娠期间血压 160/110mmHg 或更高）孕妇要进行降压治疗已达成共识，但对于患有轻度慢性高血压的孕妇是否需要治疗目前仍未有明确结论。慢性高血压和妊娠（Chronic Hypertension and Pregnancy，CHAP）研究是一项大型、开放标签、随机对照试验，旨在评估对患有轻度慢性高血压的孕妇进行降压治疗的获益和风险。

北京时间 2022 年 4 月 2 日，CHAP 研究结果在 2022 ACC 公布，结果表明对轻度慢性高血压的孕妇进行降压药物治疗，可降低对母亲和胎儿造成不良后果的风险。

【研究背景】

妊娠期间治疗轻度慢性高血压（血压＜ 160/100mmHg）的益处和安全性尚不确定。将血压控制在 140/90mmHg 以下的策略是否可以在不影响胎儿生长的情况下，降低不良妊娠结局的发生率，目前并不清楚。

【研究方法】

在这项开放标签、多中心、随机对照试验中，将患有轻度慢性高血压、胎龄小于 23 周的单胎的孕妇随机分配至积极治疗组（妊娠期推荐使用降压药物，目标血压低于 140/90mmHg）或对照组（不接受降压药物治疗，除非出现严重高血压，血压达到 160/105mmHg 或更高）。主要终点为严重先兆子痫、妊娠不足 35 周时早产、胎盘早剥或胎儿 / 新生儿死亡的复合结局。安全性终点为分娩出体重小于胎龄儿（出生体重＜同胎龄正常参考值的 10%）。次要终点包括严重新生儿或产妇并发症、先兆子痫和早产的复合终点。

【研究结果】

在 2015～2021 年期间共招募 2408 名患有轻度慢性高血压的孕妇。其中超过一半（56%）患者在入组时正在服用降压药物；48%是黑种人，28% 是非西班牙裔白种人，20% 是西班牙裔。积极治疗组的主要终点事件的发生率低于对照组（30.2% vs 37.0%），调整后的风险比为 0.82［95% 可信区间（CI）0.74～0.92；$P < 0.001$］。体重小于胎龄儿百分比在积极治疗组为 11.2%，在对照组为 10.4%（调整后的 HR 1.04；95% CI 0.82～1.31；$P=0.76$）。产妇严重并发症的发生率分别为 2.1% 和 2.8%（HR 0.75；95% CI 0.45～1.26），严重新生儿并发症的发生率分别为 2.0% 和 2.6%（HR 0.77；95% CI 0.45～1.30）。两组先兆子痫的发生率分别为 24.4% 和 31.1%（HR 0.79；95% CI 0.69～0.89），早产发生率分别为 27.5% 和 31.4%（HR 0.87；95% CI 0.77～0.99）。

【研究结论】

在患有轻度慢性高血压的孕妇中，目标血压低于 140/90mmHg 的策略与仅针对重度高血压治疗的策略相比，其妊娠结局更好，且不会增加小儿高血压的风险和胎儿低体重的发生率。

在目前的研究中，由于缺乏对多重比较的调整，需要谨慎解释相对大量的次要终点的出现。在积极治疗组中观察到的严重高血压发生率较低，这与先前研究的结果一致。另外，本研究中剖宫产的比例过高需要引起注意。

本研究中最令人兴奋的发现（可能是大量招募的结果）是积极治疗组中各种先兆子痫发生率明显降低，这一发现在之前的随机试验中均未观察到。由于次要结果未针对多重性进行调整，目前必须谨慎对待这些发现。如果这些结果在随后的研究中得到证实，将成为改变妊娠期轻度高血压治疗临床实践建议令人信服的理由。

（首都医科大学附属北京安贞医院　师树田
航空总医院　于　娟）

（二）2022 ACC SPYRAL HTN-ON MED 研究：
肾动脉交感神经射频消融术降压长期有效

2022 ACC 发布了 SPYRAL HTN-ON MED 研究的 3 年研究结果：肾动脉交感神经射频消融术（RDN）在 3 年的时间里，在不依赖抗高血压药物的情况下能有效降低高血压，且无安全问题。

【研究背景】

肾动脉交感神经射频消融术（RDN）通过射频能量对分布于肾动脉外交感神经进行消融，一定程度上阻断高血压患者大脑和交感神经之间异常兴奋的信号传导，从而实现微创手术降压的作用。根据早期 SMPLICITY HTN 系列临床研究经验与总结，由美敦力公司主导的新一代 SPYRAL HTN 系列临床研究及 Global Symplicity Registry 临床注册研究等临床研究，均证实了 RDN 疗法的有效性、安全性和持久性。此次于 2022 ACC 发表的 RDN 疗法长期随访数据，是对 2018 年发表在《柳叶刀》（The Lancet）杂志的 SPYRAL HTN-ON MEDPilot 临床研究的预设分析，旨在对比 RDN 组与假手术对照组在长达 36 个月的随访期间的血压变化、降压药物使用及安全性。

【研究方法】

SPYRAL HTN-ON MED 研究是一项多中心、前瞻性、随机、假手术对照试验，在接受降压药物治疗且血压仍不受控制的患者中对 RDN 与假手术对照的治疗效果进行长期评估（36 个月）。入组标准：18 ～ 80 岁的高血压患者（150mmHg ≤ 诊室收缩压 ≤ 180mmHg，诊室舒张压 ≥ 90mmHg 且 140mmHg ≤ 24 小时动态收缩压≤170mmHg），稳定服用 1～3 种降压药物≥6 周。符合入组标准的患者以 1：1 的比例随机分组，接受由 Symplicity Spyral/G3 射频导管系统完成的 RDN 治疗（n=38），或假手术对照操作（n=42）。

【研究结果】

1. 前期结果（6 个月）　RDN 治疗显著降低患者 24 小时收缩压：从基线到 6 个月的变化在 RDN 组为 –9.0mmHg，而假手术组为 –1.6mmHg（P=0.0051）；RDN 治疗显著降低患者 24 小时舒张压：从基线到 6 个月的变化在 RDN 组为 –6.0mmHg，而假手术组为 –1.9mmHg（P=0.029）。次要终点：诊室收缩压从基线到 6 个月的变化在 RDN 组为 –9.4mmHg，而假手术组为 –2.6mmHg（P=0.021）；诊室舒张压从基线到 6 个月的变化在 RDN 组为 –5.2mmHg，而假手术组为 –1.7mmHg（P=0.048）；无 RDN 操作相关或随访期间的不良安全事件报道。

2. 最新结果（3 年）　24 小时收缩压变化：从基线到 36 个月的变化在 RDN 组为 –18.7mmHg，而假手术组为 –8.6mmHg（P=0.004）；诊室收缩压变化：从基线到 36 个月的变化在 RDN 组为 –20.9mmHg，而假手术组为 –12.5mmHg（P=0.07）；夜间收缩压变化：从基线到 36 个月的变化在 RDN 组为 –19.3mmHg，而假手术组为 –6.6mmHg（P=0.002）。血压达标率：在 24 个月和 36 个月随访时 RDN 组的动态收缩压和（或）舒张压较假手术组有所改善，但无统计学差异。用药情况：两组药物依从性均较高，但在 24 个月和 36 个月随访时均未见服药剂量的组间差异。

【讨论】

SPYRAL HTN–ON MED 研究使用新一代 Symplicity Spyral ™肾动脉交感神经多极射频消融导管，并对肾动脉的主支和分支进行完全消融，降低交感神经活性。通过离散的时间点检测血液和尿液测试以评估药物依从性，并不一定意味着在一段较长的时间内患者完全依从或不依从药物治疗。另外，未能对患者的饮食、运动、吸烟等基本信息进行收集，可能会影响血压结果。

然而，该研究仍存在具有重要临床意义，RDN 组与假手术组相比，在 36 个月的时间里，在不依赖抗高血压药物的情况下能有效降低高血压，且无安全问题。从长期的安全性和有效性角度，RDN 为高血压的治疗提供了一种辅助治疗方式。与同系列前期研究 SYMPLICITY HTN-3 相比，该研究的一个显著区别是，在肾动脉主干和分支血管中进行了更多的消融尝试。此外，这项研究与针对无降压药服用患者开展的 SPYRAL HTN-OFF MED 的结果相似。未来的研究将需要确定最有可能从这项技术中受益的患者人群。该研究结果不一定适合推广到其他 RDN 设备。

（首都医科大学附属北京安贞医院　蒋志丽　张　倩）

（三）2022 ACC POISE-3 研究：两种围手术期血压管理策略在非心脏手术患者中得出相似的结果

【研究背景】

目前非心脏手术术中血压的最佳目标及围手术期血压的最佳管理存在不确定性，术中及围手术期血流动力学紊乱发生频繁。针对目前非心脏手术围手术期降压药物使用的多种不确定性，来自加拿大汉密尔顿麦克马斯特大学的 Maura Marcucci 等设计了该研究，旨在研究在接受非心脏手术且有血管事件风险的患者中围手术期低血压规避策略与高血压规避策略对血压的影响，以及观察 30 天主要心血管并发症的发生率。

【研究方法】

研究者进行了一项大型随机试验，允许单独评价氨甲环酸与安慰剂的作用，并采用部分因子 2×2 设计，研究低血压规避与高血压规避策略的作用。1 万余名接受非心脏手术的患者同时接受氨甲环酸或安慰剂试验，其中有 7490 名患者参与了这项血压管理试验。其中年龄 ≥ 45 岁，住院接受非心脏手术，存在围手术期心血管疾病或有心血管事件风险且长期服用 ≥ 1 种慢性降压药物的患者符合本研究入选条件。排除标准包括颅神经外科疾病、NYHA 分级 Ⅲ～Ⅳ 级患者，或 LVEF ≤ 30%、血液流动不稳定及存在高血压相关脑出血、甲状腺功能亢进、嗜铬细胞瘤的情况。

随机选择低血压规避策略的患者，术中平均动脉压（MAP）需 ≥ 80mmHg。随机分配到高血压规避策略组的患者，接受降压药物治疗，并建议术中 MAP 目标 ≥ 60mmHg。该试验的主要临床终点指标是随机分组后 30 天血管相关死亡、非致死性心肌损伤、脑卒中和心脏骤停的复合指标。

【研究结果】

来自 22 个国家、110 个中心的 7490 名患者被随机纳入该血压管理试验。患者被随机分为低血压规避（n=3742）及高血压规避（n=3748）两组，其中 99% 的患者接受并完成了 30 天的临床随访。两组患者平均年龄均为 70 岁；其中 56% 是男性患者。参与者长期平均服用两种抗高血压药物；72% 的患者接受 ACEI 或 ARB 治疗，约 44% 的患者术前长期服用 β 受体阻滞剂。低血压规避组及高血压规避组的主要临床终点事件发生率无统计学差异（13.9% vs 14.0%，$HR\ 0.99$，$95\%CI\ 0.88\sim1.12$；P=0.92）。两组之间的次要临床终点事件发生率，包括非心脏手术后心肌损伤、心肌梗死、脑卒中、血管相关死亡、全因死亡等指标均无统计学差异。亚组分析提示根据是否采用 ACEI/ARB 类药物、采用降压药物的种类数、不同围手术期收缩压及根据不同程度划分的 NT-proBNP 亚组之间临床事件的相对风险发生率均无统计学差异。不同的非心脏外科手术采用低血压或高血压规避策略时，患者的相对心血管风险发生率亦无统计学差异。

【研究结论】

在 30 天的主要血管并发症方面，围手术期低血压规避策略与高血压规避策略没有差异。POISE-3 试验在告知围手术期低血压规避策略与高血压规避策略对非心脏手术后主要心血管事件的影响方面具有决定性作用。

【讨论】

本研究结果解决了手术期间围绕 MAP 靶标的问题及围手术期抗高血压药物的处理，POISE-3 结果对所有接受手术的患者的医生都很有用，而不仅仅是麻醉师。POISE-3 的血压管理临床试验揭示了计划接受非心脏手术患者的医生通常会遇到的问题，即如何更有效地管理非心脏手术患者围手术期的血压问题。该研究结果显示，外科手术时目标平均动脉压控制在 60mmHg 或 80mmHg 将产生类似的血管结局。围手术期与继续使用所有降压药物相比，继续使用 ACEI/ARB 类药物和基于血压的其他慢性降压药物对血流动力学和血管结局没有实质性影响。在 30 天的主要血管并发症方面，不同种类的非心脏手术围手术期低血压规避策略与高血压规避策略没有差异。未来需要进一步研究围手术期如何采取有效干预血流动力学的措施以期对临床结果产生更有利的影响。

（中国医学科学院阜外医院　曹芳芳）

（四）2022 ACC SuperWIN 研究：基于零售店及网络购物平台的饮食干预措施可改善膳食疗法评分

【研究背景】

研究表明，有效实施有循证证据支持的饮食干预措施可以改善公共卫生环境，既可以减少新的病例，也可以降低对已有疾病患者的影响，但严格遵循指南建议的人群比例仍然较低。为了改善这种情况，AHA 的一份科学咨询呼吁就以下几个方面"采取行动"：①与零售商（如超市）一起合作进行研究；②研究网购以促进更健康的购物；③研究营养的应用。

【研究方法】

SuperWIN 是一项随机、平行分配、主动控制的饮食干预研究。纳入标准：21 ～ 75 岁；至少有 1 个心血管危险因素［肥胖、高胆固醇血症和（或）高血压］；通常在超市购物但不会在其线上购物；有意遵循高血压防治饮食方案（Dietary Approaches to Stop Hypertension，DASH）。然后将纳入的参与者按 1 ∶ 2 ∶ 2 的比例随机分配到对照组、策略 1 组、策略 2 组。在随机化之前对所有参与者进行了医学营养疗法教育，之后对照组没有接受进一步的教育，策略 1 组和策略 2 组都持续进行了每 2 周一次 1 小时的店内营养教育，并回顾过去 2 周对策略 1 组和 2 组的食品购买的花费和种类，然后对策略 2 组参与者又进行了网购技术的介绍和培训。最后对这 3 组参与者进行了 3 个月和 6 个月的随访。

主要终点是 DASH 得分，它可以衡量参与者对 DASH 饮食的依从性。DASH 分数从 0 到 90 不等，分数越高依从性越好，根据原始膳食摄入量数据(营养师通过 24 小时饮食的电话回访获得)计算得出。

从基线到 3 个月（干预后）的 DASH 分数进行两次假设检验：①与对照组相比，个性化店内营养教育干预措施（策略 1 组和策略 2 组）是否会提高 DASH 的依从性；②与策略 1 组相比，策略 2 组（通过介绍网购技术并进行培训加强干预）是否会提高 DASH 的依从性。只有第一个假设满足 $P < 0.05$ 时，才能进行第二个假设检验。

【研究结果】

通过电话筛查出 486 名参与者，不符合纳入标准的有 219 人，然后将纳入的参与者按 1 ∶ 2 ∶ 2 的比例随机分配到对照组（$n=51$）、策略 1 组（$n=107$）、策略 2 组（$n=109$），每组由于 COVID 紧急事件分别退出了 5 人、7 人、8 人，最后共有 247 人组成该分析队列。在此期间，由于 COVID-19，出于安全考虑而停止所有店内干预，于 2020 年 6 月开始恢复。COVID-19 对 SuperWIN 完成率的影响策略 1 组和策略 2 组在 COVID-19 流行之前，两组每次营养教育干预的完成率在 100% 左右，但 COVID-19 疫情发生之后，策略 2 组在第一次干预的完成率下降最明显，之后两组每次干预店内完成率都逐渐下降，在第五次和之后干预时两组完成率一致。

干预 3 个月后 DASH 分数的变化：①干预 3 个月后，三组 DASH 分数均增加，对照组 5.8（2.5，9.2），策略 1 组 8.6（6.4，

10.8），策略 2 组 12.4（10.3，14.6）。②与对照组相比，策略 1 组和 2 组 DASH 分数增加了 4.7（0.9，8.5），P=0.02，差异有统计学意义。因此，持续的营养教育干预对增加人群 DASH 依从性的效果更好。③与策略 1 组相比，策略 2 组 DASH 分数增加了 3.8（0.8，6.9），P=0.01，差异有统计学意义，也就是说，通过加强网购技术的介绍和培训，人群 DASH 依从性会更高。④ COVID–19 之前三组参与者的 DASH 分数变化产生的结果与 COVID–19 之后意义相同，COVID–19 疫情对对照组与策略 1 组和 2 组之间的结果没有影响，但消除了策略 1 组与 2 组之间的统计学差异。⑤比较三组参与者的生物测量指标（收缩压、舒张压、BMI）发现，干预饮食的选择并不能影响其他健康指标。

　　干预 6 个月后 DASH 分数的变化：①干预 6 个月后，三组 DASH 分数均增加，对照组 4.4（0.6，8.1），策略 1 组 6.6（4.0，9.2），策略 2 组 8.4（5.9，11.0）。②与对照组相比，策略 1 组和 2 组 DASH 分数增加了 3.1（–1.0，7.3），P=0.14，差异没有统计学意义。因此，6 个月持续的营养教育干预不能增加人群 DASH 依从性。③与策略 1 组相比，策略 2 组 DASH 分数增加了 1.8（–1.9，5.5），P=0.34，差异没有统计学意义，也就是说，连续 6 个月的网购技术介绍和培训不会增加人群对 DASH 依从性。④ COVID–19 流行之前三组参与者的 DASH 分数变化产生的结果与 COVID–19 之后意义相同，COVID–19 疫情没有影响干预 6 个月结果。⑤比较三组参与者的生物测量指标（收缩压、舒张压、BMI）发现，6 个月的饮食选择干预并不能影响其他健康指标。

　　【研究结论】

　　在 SuperWIN 研究中，三组人群对 DASH 饮食的依从性都有所增加，表明了利用商店的物理环境、营养师和购买数据进行饮食干预的有效性，展示了在线购物工具和应用程序迅速被公众采用的有效性。COVID–19 流行前的数据显示出近乎完美的参与人数，这表明参与者体验良好。本研究的特色在于不同学术团队和一家大型零售商之间独特的研究合作。

【讨论】

SuperWIN 研究为在现代超市和零售场所提供健康饮食干预措施的好处提供了证据。这项研究以一种创新的方法解决最大的公共卫生问题之一——不健康的饮食。在这项努力中，零售商和学术界、传统护理提供商及其他利益相关者（如制药业）之间需要建立伙伴关系，以优化这些干预措施的设计、开发和验证。迄今为止，学术调查员和零售商之间支持零售服务设计和验证的伙伴关系仍然有限。SuperWIN 可能会推动增加与零售商合作进行的严格的科学研究的数量。

（中国医学科学院阜外医院　曹芳芳）

二、冠心病研究进展

（一）2022 ACC EDIT-CMD 研究：在非阻塞性冠状动脉疾病患者中地尔硫䓬未能改善血管舒缩功能

EDIT — CMD 研究是探讨在非阻塞性冠状动脉疾病（ANOCA）的心绞痛患者中应用地尔硫䓬对冠状动脉舒缩功能影响的随机对照研究。美国当地时间 2022 年 4 月 2 日，在 2022 ACC 的 LBCT 专场中，来自荷兰拉德堡德（奈美亨）大学医学中心的 Jansen 博士公布了 EDIT-CMD 研究的结果。该研究结果显示，同安慰剂相比，地尔硫䓬短期（6 周）应用在改善冠状动脉舒缩功能无显著效果，并且同样不能改善心绞痛症状及生活质量。

【研究背景及目的】

地尔硫䓬是目前指南推荐的用于非阻塞性冠状动脉疾病（ANOCA），并且怀疑是由冠状动脉血管舒缩功能障碍（CVDys）引起的心绞痛的患者。但证据多来自于小型非随机临床试验的结果，缺乏随机双盲安慰剂对照研究证据支持。EDIT — CMD 研究主要目的是评估地尔硫䓬减轻冠脉舒缩功能，改善心绞痛症状或生活质量的疗效。

【研究方法】

EDIT-CMD 研究是一项多中心、前瞻性、随机双盲对照研究。入选标准：18 岁以上，慢性稳定型心绞痛，冠状动脉造影显示无阻塞性病变（狭窄程度＜50%，或狭窄程度 50%～70% 但无显著缺血，FFR＞0.80 或 iFR＞0.89），冠状动脉功能（CFT）异常，包括乙酰胆碱诱发冠脉痉挛和腺苷诱发 CMD。主要排除标准：2 周内应用过 CCB，存在冠状动脉功能检测和 CCB 使用禁忌，低血压等。符合入组条件的患者以 1 : 1 比例随机分为地尔硫䓬组（120mg，每日 1 次）及安慰剂组。如果药物耐受良好，根据患者血压、心率，最高可滴定至 360mg，每日 1 次。6 周后复查冠状动脉功能检测。主要终点：地尔硫䓬治疗冠状动脉舒缩功能障碍的成功率，定义为治疗后 6 周至少一项 CFT 异常指标变为正常，且原先正常的 CFT 指标未变为异常。次要终点：地尔硫䓬改善症状和生活质量效果，定义为治疗后 6 周冠脉痉挛改善，微血管阻力指数、冠状动脉血流储备数值变化，西雅图心绞痛量表（SAQ）和生活质量评分的变化。

【研究结果】

总共有 73 名患者（38 名地尔硫䓬 vs 35 名安慰剂）接受了第 2 次 CFT 检查。各组之间 CFT 的改善没有差异（地尔硫䓬 vs 安慰剂：21% vs 29%；P=0.46）。然而，更多接受地尔硫䓬治疗的患者从心外膜痉挛进展为微血管痉挛或无痉挛（47% vs 6%；P=0.006）。地尔硫䓬组和安慰剂组在微血管功能障碍、西雅图心绞痛量表或生活质量评分方面未观察到显著差异。

【研究结论】

这项首次在 ANOCA 患者中进行的随机、安慰剂对照试验表明，与安慰剂相比，6 周的地尔硫䓬治疗并没有显著改善心血管疾病、症状或生活质量，但地尔硫䓬治疗确实降低了心外膜痉挛的患病率。

EDIT–CMD 研究是首个评价地尔硫䓬对 ANOCA 疗效的前瞻性、随机双盲对照研究，打破了心血管医生的既往认知，通过 CVDys 诊断的金标准——CFT 对患者治疗 6 周后进行评估，发现在 ANOCA 患者应用地尔硫䓬并未显著改善患者的冠脉舒张功能、心绞痛症状及生活质量。该研究结果的问世对地尔硫䓬在 ANOCA 中的应用提出了质疑，但是否能改变指南需要进一步大规模的对照研究结果证实。

（首都医科大学附属北京安贞医院　师树田

飞利浦中国投资有限公司　王兆宏）

（二）2022 ACC NACMI 研究：在疫苗时代，STEMI 患者 COVID-19 的住院死亡率下降

NACMI 是一项研究者发起的前瞻性、多中心、观察性研究，记录了北美确诊或疑似感染 COVID-19 的 STEMI 住院患者。2022 年 4 月 4 日在 2022 ACC 发表的 NACMI 分析结果表明，2021 年同时患有 COVID-19 和 STEMI 的住院患者的死亡人数比 2020 年低 25%，接种 COVID-19 疫苗的 STEMI 患者没有死亡。该结果并同时发表在《美国心脏病学会杂志》上。

尽管全球 COVID-19 病例数量有所增加，但在流行期间疾病预防和管理方面取得了重大进展，这有助于某些国家的死亡率显著降低。研究人员分析了 586 名 STEMI 患者的数据，这些患者在 STEMI 住院期间或之前 4 周内检测出 COVID-19 呈阳性。其中，2020 年 227 人，2021 年 359 人。与 2020 年的患者相比，2021 年出现的患者更有可能是白种人（58% vs 39%；$P < 0.001$）并出现典型的缺血症状（59% vs 51%；$P=0.04$）。他们不太可能出现呼吸困难（42% vs 56%；$P=0.002$）、胸部 X 线浸润（33% vs 47%；$P=0.001$）。与 2020 年组相比，2021 年患者在 PCI 前也表现出减少休克的趋势（13% vs 18%；$P=0.07$）。与 2020 年相比，2021 年有创血管造影的使用频率更高（86% vs 77%；$P=0.004$）。超过 70% 的患者接受了 PCI，不同年份之间没有差异。在接受直接 PCI 的患者中，门 - 球中位时间在 2020 年和 2021 年相似，分别为 78 分钟和 70 分钟，并且门 - 球时间 < 90 分钟的患者比例相似。2021 年的住院时间比 2020 年短（中位数 5 天 vs 7 天；$P=0.01$），ICU 住院天数也短（中位数 2 天 vs 4 天；$P < 0.001$）。住院死亡率从 2020 年的 33% 下降到 2021 年的 23%（$P=0.008$），多变量分析相当于降低了 25%。对于有浸润的患者，死亡率相对增加了 70%，而心源性休克患者的死亡风险几乎高出 3 倍。对于年龄 ≥ 66 岁的患者，

死亡风险也增加了 80%。也有减少卒中的趋势，但随着时间的推移，再梗死率没有差异。当 NACMI 开始时，COVID-19 疫苗是一种希望，但不是现实。逐渐地，参与中心已经开始跟踪疫苗接种状态。2021 年接受治疗的患者中有 193 人（54%）可获得此信息。这些患者中只有 22 人（11%）接种了疫苗（从 COVID 注射到 STEMI 的中位时间为 20 天）。与未接种疫苗的患者相比，他们出现呼吸道症状或肺浸润的可能性较小，均没有院内死亡。同年，未接种疫苗患者的住院死亡率为 22%（$P=0.009$）。对于 NACMI 登记处的近 800 名 COVID 阴性患者，2 年的死亡率相似，为 10% ～ 11%。

研究人员总结说：综上所述，我们的观察结果表明，感染 COVID-19 的 STEMI 患者的临床特征、管理和结果正在向大流行前的 STEMI 患者发展，尽管未接种疫苗的患者死亡率仍然很高。随着参与中心的疫苗状态数据不断涌现，即使在 75% 的人接种过 COVID-19 疫苗的州，接种疫苗的患者仍占住院患者的少数。

（首都医科大学附属北京安贞医院　师树田

北京中医药大学附属三院　王　冠）

（三）2022 ACC REVERSE-IT 研究：在老年受试者中 Bentracimab 能快速逆转替格瑞洛的抗血小板作用

对于所有抗血小板药物，人们都担心自发性大出血或紧急手术相关的出血。替格瑞洛与其他 P2Y12 抑制剂的不同之处在于它可逆地与血小板上的 P2Y12 受体结合，这意味着该药物可以从一个血小板受体上分离，然后转移到另一个血小板上的受体上。因此，输注血小板不能逆转其作用。相比之下，氯吡格雷和普拉格雷是 P2Y12 受体的不可逆抑制剂，因此它们的抗血小板作用可以通过给予更多的血小板来减弱。

相对于其他抗血小板药物，替格瑞洛的出血风险更令人担忧。尤其是在老年人群，可能合并更多的出血风险因素。Bentracimab 是一种静脉注射的重组人源单克隆抗体片段，可以与替格瑞洛及其主要活性循环代谢物结合，逆转替格瑞洛的抗血小板作用。

在 2019 ACC 上发表的一项针对相对年轻、健康志愿者的 I 期研究表明，通过推注和长时间输注 Bentracimab 可以快速和持久地逆转替格瑞洛的抗血小板作用。为支持在美国和欧洲申请许可，有条件批准进行的 Ⅲ 期 REVERSE-IT 试验的中期分析表明，Bentracimab 可安全地诱导服用替格瑞洛需要紧急手术的患者，对于生命受到威胁服用替格瑞洛的出血患者也可以逆转出血。

美国东部时间 4 月 2 日，在 2022 ACC 上，来自于哈佛大学医学院、布莱根妇女医院的 Deepak L. Bhatt 教授公布了 REVERSE-IT 试验最新结果。该研究评估了 Bentracimab 在 50 ~ 80 岁受试者中逆转替格瑞洛的疗效。结果显示，Bentracimab 可快速逆转替格瑞洛的抗血小板作用，无血小板反弹的证据，也没有与药物相关的严重不良事件。

该研究入选了 205 名 50 ~ 80 岁的健康成年人（平均年龄 61 岁；49.8% 为女性），他们均接受了替格瑞洛和阿司匹林 48 小时的预处理。然后，以 3∶1 的比例随机分配服用 Bentracimab 或安慰剂，并使用 VerifyNow 测定法和血管扩张剂刺激的磷蛋白磷酸化（VASP）测定法测量血小板功能。VerifyNow 提供血小板反应性单位 PRU 的结果，VASP 检测提供血小板反应性指数 PRI。这两种检测方法均显示替格瑞洛与 Bentracimab 的快速和持续逆转左右，其效果可在 5 分钟内显现。主要终点：4 小时内 PRU 的最小抑制百分比，显示 Bentracimab 优于安慰剂（$P < 0.0001$）。各亚组的研究结果是一致的。研究人员还检查了血小板活化的标志物，可溶性 P- 选择素和平均血小板体积，以寻找停止 Bentracimab 后可能的反弹效应，但没有证据表明这种现象。治疗中出现的不良事件组之间没有差异，研究期间只有一个严重的不良事件（安慰剂组发生车祸）。未发现与药物相关的严重不良事件或血栓形成事件。上述结果表明，在老年人群中 Bentracimab 能快速显著逆转替格瑞洛的抗血小板作用；未发生血栓栓塞事件及临床不良反应，证实其可能是安全的；这种

新型药物让接受替格瑞洛抗血小板治疗的患者可获得更多的安全保障，大出血或者接受紧急手术的患者有望获益。

（首都医科大学附属北京安贞医院

师树田　王　梅　刘　飞）

（四）2022 ACC COMPLETE 研究：在 STEMI 和 MVD 中通过完全 PCI 更好地缓解心绞痛

【研究背景】

2019 年发表在《新英格兰医学杂志》的 COMPLETE 研究已经阐明，对于 STEMI 合并多支血管病变患者，进行完全血运重建优于仅处理罪犯血管，可以减少患者主要心血管事件包括心肌梗死的再发或心血管死亡的风险。COMPLETE 研究是迄今为止关于 STEMI 患者介入治疗策略相关研究中入组人数最多、随访时间最长的随机对照临床研究（RCT），因此，在 2021 年 ACC/AHA/AATS/STS/SCAI 关于冠脉血运重建指南中，STEMI 合并多支血管病变的患者接受完全血运重建的策略提升为 ⅠA 类推荐。然而，完全血运重建策略对 STEMI 患者心绞痛相关的生活质量的影响目前尚不清楚，仍缺乏 RCT 的评估。该研究旨在探究 STEMI 合并多支血管病变（MVD）患者，完全血运重建策略与仅罪犯血管 PCI 策略相比较，是否能改善心肌梗死后患者心绞痛相关的生活质量。

【研究方法】

该研究是对 COMPLETE 研究进行预先设定的分析。共纳入 4041 名 STEMI 合并多支血管病变患者，在罪犯病变成功实施了直接 PCI 后，随机分为完全血运重建组（对血管造影示非罪犯血管有明显狭窄的患者再行 PCI 以完全再血管化）（2016 名）和仅罪犯病变 PCI 组（未行进一步血管化）（2025 名），在随机分组时，随访 6 个月及研究结束前最后一次随访时（中位随访时间为 3 年），分别填写西雅图心绞痛量表（Seattle Angina Questionnaire，SAQ），评估患者的生活质量。SAQ 由 19 个问题组成，由患者进行填写，主要评估心绞痛发作的频率、治疗的满意程度、心绞痛的稳定状态、体力活动受限的程度及生活质量。量表的分数为 0 ～ 100 的连续变量，分数越高，表明患者的身体功能及生活质量越好。研究的分析对象为意向性治疗人群。SAQ 采用混合模型重复测量统计分析，无心绞痛比例采用线性混合模型分析法。

【研究结果】

基线时，有 50% 左右的患者在发病前无心绞痛发作。随访 3 年时，完全血运重建组 SAQ 平均得分为 97.1 ± 9.7，相较于基线增加了 9.8 ± 18.9；而仅处理罪犯病变血管组 SAQ 平均分为 96.3 ± 10.9，相较于基线增加了 8.6 ± 19.9。两组的 SAQ 平均得分相差 0.97（95% *CI* 0.27 ～ 1.67，*P*=0.006）。总体来看，在随访 3 年时，完全血运重建组有 87.5% 的患者无心绞痛发生，仅处理罪犯血管组未发作心绞痛的比例是 84.3%，完全血运重建组未发生心绞痛的患者比例更高（*P*=0.013）。

【研究结论】

该研究提示，对于 STEMI 合并多支血管病变的患者，与基线相比，完全血运重建和仅处理罪犯病变血管的策略都能改善患者心绞痛相关的生活质量。在非罪犯血管病变 > 80% 的血管实施完全血运重建显示了临床获益。且完全血运重建组与对照组相比，随访期间总心绞痛负担明显下降（包括所有心绞痛相关事件及残余心绞痛）。完全血运重建除了可以降低患者的心血管事件外，还可以改善患者的生活质量。这项研究结果可能为临床制定 STEMI 患者的治疗策略提供新的依据。

【讨论】

本研究是 COMPLETE 研究的二次分析，通过 SAQ 评估了患者心绞痛相关的生活质量，结果表明完全血运重建策略和仅处理罪犯血管策略均能改善 STEMI 合并多支血管病变患者的心绞痛相关生活质量，而完全血运重建策略在这方面的获益更加显著。COMPLETE 研究是从临床硬终点（心血管事件、心血管死亡）阐明了完全血运重建的优势，而该研究的二次分析是从患者心绞痛症状改善与生活质量方面进一步分析了该策略的优势。

但该研究仍存在一定的局限性，如失访率，SAQ 评估的时间点，仅罪犯病变 PCI 组心绞痛相关的终点事件的发生等可能部分影响了研究的结果。且 STEMI 合并多支血管病变患者的救治策略中仍存在许多其他核心问题有待回答，如冠脉病变更为复杂，临床合并症更多的严重患者能否从完全血运重建策略中获益？如果进一步延长随访时间，完全血运重建能否降低心肌梗死患者的全因死亡风险？还有完全血运重建的最佳时机选择问题。需注意的是，在 COMPLETE 研究中，完全血运重建是指同一次住院中而非首次急诊 PCI 手术中，因此，如何区别哪些患者需要在急诊的同时进行非梗死相关血管的 PCI，仍是有待进一步研究的问题。

（中国医学科学院阜外医院　曹芳芳）

（五）2022 ACC FAME 3 FFR 指导的 PCI 1 年生活质量与 CABG 亚组分析阴性结果

【研究背景】

FAME 3 研究旨在评估 FFR-PCI（FFR）和当代佐他莫司药物洗脱支架（DES）对 PCI 术后生活质量的影响，并与 CABG 进行比较。根据 2022 ACC 发表的研究结果，对 FAME 3 试验的一项新的亚组分析表明，由血流储备分数指导的经皮介入治疗不劣于冠状动脉旁路移植术（CABG）治疗三血管冠状动脉疾病，该试验将 PCI 与早期生活质量（QoL）优势相关联。

【研究方法】

FAME 3 是一项多中心国际随机研究，纳入了欧洲、北美、澳大利亚和亚洲 48 个中心共计 1500 名三支冠状动脉疾病（CAD）患者，并将其随机分配到 CABG 组或 FFR-PCI 组，术后进行了为期 1 年的随访，比较了在 1 年内的死亡、心肌梗死、脑卒中或再次血运重建等方面的差异。在 QoL 亚组中，研究者在基线状态、1 个月和

12 个月时，研究采用欧洲五维度三水平生活质量量表（EQ-5D-3L）问卷评价生活质量。并在这些相同的时间点及出院时和 6 个月时评估心绞痛和工作状态。主要终点为血运重建后 12 个月时 CABG 组和 PCI 组 EQ-5D 综合指数。次要终点为 EQ-5D 视觉模拟量表、加拿大心血管学会（CCS）心绞痛分级（CCS Ⅱ 或更高）、工作状态（对 < 65 岁患者预先指定的亚组分析）。

【研究结果】

CABG 组与 FFR-PCI 组相比，1 年后的主要心血管不良事件（MACE）发生率未能达到非劣效性终点（*P*=0.35）。但与既往的 SYNTAX 研究相比，FAME-3 研究中 PCI 组 1 年内 MACE 发生率及其与 CABG 组间的差距均有减少。FFR-PCI 组与 CABG 组间患者 12 个月时生活质量评分较基线均有显著提升，组间无显著差异，但接受 PCI 的患者在随访 1 个月时生活质量较好。在 12 个月时，两组间 CCS ≥ Ⅱ 级患者的百分比相似，全职或兼职工作患者的百分比也相似。

【研究结论】

在三支冠状动脉病变患者中，与 CABG 相比，在 FFR 指导下使用当代 DES 进行 PCI 后，12 个月内的生活质量相似。在血运重建后的第一年，FFR 指导下的 PCI 治疗比 CABG 能更快地改善生活质量，并改善 < 65 岁患者的工作状态。两组心绞痛的发生率均显著降低，且在 12 个月时无显著差异。

【评论】

FAME 3 的研究结果表明，对于三支冠状动脉病变的患者，FFR 引导下 PCI 与 CABG 相比，对患者 1 年内预后的改善仍存在差距。然而相较于既往研究，FAME 3 仍能反映出 FFR 和新一代药物洗脱支架对于 PCI 治疗进步的重要价值。此外，FAME 3 研究的另一重要目的则是比较 FFR 引导 PCI 和 CABG 对这些健康相关结果的影响差异。在本研究中，我们可以看到 FFR 引导 PCI 与 CABG 相比在术后 1 年内的生活质量无明显差异，而 PCI 组年轻患者 1 个月时的生活质量恢复较快，则体现了 PCI 手术创伤小的优势，对于这部分 < 65 岁

患者的临床决策有着一定的指导意义。

尽管在接受 FFR 引导 PCI 治疗的患者中，在 12 个月随访结束时发生主要心血管不良事件（MACE）的风险略高，术后早期的生活质量评分越大，可能与权衡这些选择的患者有关。FFR 引导 PCI 在血运重建后的第一年比 CABG 更快地改善了生活质量，并且改善了 65 岁以下患者的工作状态。FAME 3 的阴性试验终点主要是由血运重建风险增加驱动的，这些新数据可能是与权衡相对风险和益处的患者进行讨论的基础，还有更多的数据即将到来，计划进行长达 5 年的随访，3 年数据将于 2023 年公布。

（中国医学科学院阜外医院　曹芳芳）

（六）2022 ACC GHATI：全球心脏病治疗倡议组织——STEMI 的结果可以通过跟踪得到改善

【研究背景】

急性心肌梗死是全球范围内男性及女性患者心血管死亡的主要病因。尽管急性 ST 段抬高型心肌梗死（STEMI）治疗已取得长足进步，女性患者仍更易出现不良结局。目前国际范围内 STEMI 性别差异分析方面的研究数据仍十分有限。全球心脏病治疗倡议组织（Global Heart Attack Treatment Initiative，GHATI）致力于收集相关信息以提高中低收入国家的循证护理水平，使得高风险人群从中获益。

【研究方法】

本研究拟分析入组 GHATI 研究中 STEMI 患者的性别分布，并与胸痛 - 心肌梗死（Chest Pain Myocardial Infarction，CPMI）国家心血管数据注册（NCDR）研究中的急性心肌梗死患者进行比较。CPMI 是 ACC 的一项诊疗质量改进计划，收集了美国 772 个医疗机构中疑诊为 ACS 的患者信息。GHATI 也是 ACC 提出的一项倡议，目前从 18 个国家的 39 家医院收集 STEMI 患者信息。本报告中分析了 2019 年 10 月至 2020 年 12 月从 CPMI 及 GHATI 各参与中心收集的数据。研究以季度为单位显示女性 STEMI 患者百分比，并用 Mann-Whitney 检验比较 GHATI 研究及 CPMI 研究中的女性急性心肌梗死患者的比例。

【研究结果】

研究共纳入 271 890 例患者。GHATI 研究纳入了来自 18 个国家的 2380 例 STEMI 患者，其中有 78% 的患者来自中低收入国家；CPMI 研究纳入了来自美国 748 个医疗机构的 269 510 例急性心肌梗死患者。GHATI 研究中女性 STEMI 患者百分比为 20%，而在 CPMI 研究中为 36%，两个研究中患者的性别分布存在显著性差异（95% CI −0.193 ～ −0.137；P < 0.001）。GHATI 研究中 4 个地区女性 STEMI 患者的百分比从 12% 到 30% 不等。

【研究结论】

在这项全球多中心的研究中，国际范围内女性 STEMI 患者的百分比几乎为美国医疗机构中女性 STEMI 患者百分比的 50%，导致这一现象的社会经济、文化或生物因素仍待进一步研究。

【评论】

据估计，每年有 300 多万次 STEMI 发生在低收入和中等收入国家。GHATI 由 ACC 建立，旨在鼓励在跟踪结果的同时采用指南推荐的护理。迄今为止，参加 GHATI 的参与国中有 3/4 以上是低收入和中等收入国家。GHATI 研究旨在分析中低收入国家急性心肌梗死患者的流行病学特征及现状，使中高风险急性心肌梗死患者从中获益。

（中国医学科学院阜外医院　曹芳芳）

（七）2022 ACC FLAVOUR 研究：IVUS 指导与 FFR 指导冠脉临界病变介入治疗同样好

【研究背景】

冠状动脉病变患者的预后由多种因素决定，如管腔狭窄程度、斑块负荷、斑块特征、生理意义、血运重建手术的适宜性等。辅助性器械的使用可以更好地确定经皮冠状动脉介入治疗（PCI）的必要性及对 PCI 过程进行优化。以血管内超声（IVUS）为代表的腔内影像学和以血流储备分数（FFR）为代表的功能学都是指导 PCI 治疗的重要手段。但目前还缺少更多更大的临床证据来揭示功能学指导下的 PCI 和血管内成像指导下的 PCI 之间差异的临床相关性。

【研究方法】

比较 FFR 指导下与 IVUS 指导下经皮冠状动脉介入治疗临界狭窄患者的疗效。FLAVOUR（血流储备分数和血管内超声指导的介入策略对临界狭窄患者的临床结果）研究是一项前瞻性、随机、开放的多国试验。是否进行 PCI 处理则根据 FFR 或 IVUS 结果定夺。主要终点事件为 24 个月时以患者为导向的综合结果（POCO）：24 个月内全因死亡、心肌梗死（MI）和任何血运重建的综合结果。次要终点事件为使用西雅图心绞痛量表（SAQ）测算主要终点的各个组成部分，使用的支架数量，卒中和患者报告的结局事件。另外，分别按照年龄、性别、是否有糖尿病、临床表现是否为急性冠脉综合征（ACS）、靶病变是否为左前降支（LAD）及是否为多支病变将患者分为不同亚组，在各亚组中分析 FFR 指导与 IVUS 指导之间的疗效差别。

【研究结果】

IVUS 指导与 FFR 指导冠脉临界病变介入治疗，两组主要终点事件无明显差异（$P > 0.05$）。次要终点结果中，两组 SAQ 得分没有明显差异。

按最终处理方式分为 PCI 患者和药物治疗患者。在药物治疗患者中，FFR 指导组与 IVUS 指导组的 POCO 结果无明显差异（$HR=0.85$，$95\%CI\ 0.46 \sim 1.60$，$P=0.622$）；PCI 治疗中，FRR 指导组与 IVUS 指导组的 POCO 结果无明显差异（$HR=1.23$，$95\%CI\ 0.82 \sim 1.83$，$P=0.312$）。

按是否为最佳 PCI 划分：FFR 指导下 50.1%，IVUS 指导下 54.8%。FFR 指导组指导中，PCI 处理后的 POCO 与药物治疗处理的 POCO 有明显差异（$P=0.001$）；IVUS 指导组中，PCI 处理后的 POCO 与药物治疗处理的 POCO 无明显差异（$P=0.212$）。

亚组分析：年龄、性别、是否有糖尿病、临床表现是否为急性冠脉综合征（ACS）、靶病变是否为左前降支（LAD）及是否为多支病变，FFR 指导组与 IVUS 指导组的治疗效果无显著差异（P 值均大于 0.05）。

【研究结论】

在临界冠状动脉狭窄的患者中：①在按指征操作后 24 个月，全因死亡、心肌梗死和任何血运重建的综合指标方面，FFR 指导下的经皮冠状动脉介入治疗与血管内超声指导下的经皮冠状动脉介入治疗相比并不逊色；②FFR 指导的经皮冠状动脉介入治疗与较低的支架植入率相关；③在两种指导策略之间，患者的临床结果没有观察到明显差异。

【评论】

研究 2 年时主要结局没有差异，但 FFR 指导的策略导致植入的支架较少。两种成像方式的头对头比较，一种评估生理学，另一种解剖学，表明当用于指导中冠状动脉狭窄患者的治疗时两者是等效的。FLAVOUR 研究证实了研究人员的假设，即 FFR 指导的中度冠状动脉狭窄策略在结局上不劣于 IVUS。此外，西雅图心绞痛量表上患者报告的心绞痛结局在各个领域几乎相同，包括心绞痛频率、身体限制和治疗满意度。

FLAVOUR 是一项"非凡的研究"，该研究在其设计中默认了仅靠血管造影不足以治疗冠状动脉中间病变。FLAVOUR 研究将对介入医生如何治疗血管造影不确定的冠状动脉病变产生重要影响。FFR 是一种侵入性工具，可以对狭窄导致缺血的程度进行生理评估。IVUS 是一种工具，可以可视化，可以测量斑块的严重程度和特征，以更好地优化 PCI。它们都可以帮助指导 PCI，但它们不一定是竞争策略，通常提供的信息是互补的。

（中国医学科学院阜外医院　曹芳芳）

（八）2022 ACC PACMAN-AMI 研究：早期 PCSK9 在 AMI 中的抑制作用可促使斑块消退

【研究背景】

PACMAN-AMI 研究协作组通过采用连续冠状动脉内多模态成像技术评估强化他汀基础上加用阿利西尤单抗（Alirocumab）对急性心肌梗死患者冠状动脉斑块负荷、成分和表型的影响。

【研究方法】

PACMAN-AMI 研究是一项多中心（瑞士、奥地利、丹麦和荷兰）、随机、双盲、安慰剂对照的临床研究。该研究纳入 18 岁及以上的 ST 段抬高型心肌梗死（STEMI）或非 ST 段抬高型心肌梗死（NSTEMI）患者；在罪犯病变处接受紧急经皮冠状动脉介入（PCI）治疗，评估其余 2 个非梗死相关冠脉近段的管腔直径，并纳入狭窄程度均在 20% ～ 50% 的患者。同时纳入患者要满足以下条件：近 4 周内未接受足量规律他汀治疗且 LDL-C ＞ 3.2mmol/L，或近 4 周接受足量规律他汀治疗后 LDL-C ＞ 1.8mmol/L。该研究排除既往有左主干或三支冠状动脉病变者、冠状动脉旁路移植手术史、严重肾功能不全、肝脏疾病或他汀类药物不耐受的受试者。

通过 PCI 治疗开通罪犯血管后，条件允许情况下对受试者的 2 个非梗死相关冠脉进行腔内影像学评价，包括采用血管内超声成像（IVUS）、近红外线光谱（NRIS）和光学相干层析成像（OCT）分别评估动脉粥样硬化斑块的体积负荷、脂质负荷和纤维帽厚度。将受试者以 1∶1 的方式随机分成 2 组，在瑞舒伐他汀 20mg/d 的基础上分别接受 150mg 阿利西尤单抗或安慰剂治疗（每 2 周皮下注射 1 次）。上述治疗共持续 52 周，其间按计划进行门诊随访（第 2、4、24 和 52 周）、电话随访（第 8、12、36 和 48 周）和冠状动脉腔内影像学检查（第 52 周）。

研究主要终点：通过 IVUS 测量的冠脉斑块体积百分比（PAV），

次要终点：通过 NRIS 测量的最大脂核负荷指数；通过 OCT 测量的最小纤维帽厚度。

【研究结果】

基线特征：PACMAN-AMI 研究从 2017 年 5 月 9 日至 2020 年 10 月 7 日共纳入 300 名受试者（52.7% STEMI 和 47.3% NTEMI），被随机分配至阿利西尤单抗组（n=148）和安慰剂组（n=152）；共 37 名受试者（12.3%）在随机化前接受他汀治疗，随机分组后两组患者的基线特征基本相似。283 名患者（94.3%）在出院时接受 20mg 瑞舒伐他汀治疗，241 名患者在第 52 周仍接受瑞舒伐他汀治疗。

主要结果：经过 52 周的随机化治疗后，与安慰剂组对比，阿利西尤单抗组的 LDL-C 降低幅度更大（-84.8% vs -50.7%）。主要终点（PAV）：与安慰剂组比较，阿利西尤单抗组的 PAV 减少幅度更大（-2.1% vs -0.9%，P=0.001）。

【研究结论】

PACMAN-AMI 研究通过采用连续冠状动脉内多模态成像技术，证明强化他汀治疗基础上加用阿利西尤单抗对急性心肌梗死患者的非梗死相关血管的冠状动脉粥样硬化有改善作用，主要表现在斑块体积减小、脂质负荷减少及纤维帽增厚。

【评论】

根据 PACMAN-AMI 试验的结果，当 PCSK9 抑制剂阿利西尤单抗在急性心肌梗死（AMI）后不久添加到高强度他汀类药物中时，与安慰剂相比，动脉粥样硬化体积的减少在 12 个月时增加了 100%，而斑块稳定的其他关键迹象，如纤维帽厚度，也显著改善。添加 PCSK9 抑制剂阿利西尤单抗到高强度他汀类药物治疗在急性心肌梗死后早期开始时可增强冠状动脉斑块的消退和稳定。在 PACMAN-AMI 中，试验组在全因死亡率和心肌梗死方面没有差异，但阿洛西尤单抗治疗的非梗死相关动脉缺血驱动的冠状动脉血运重建显著减少（8.2% vs 18.5%）。此次 PACMAN-AMI 研究又给出了腔内影像学相关的可靠证据，但是我们更应该考虑的是这些临床获益是建立在腔内影像学指标改变与患者预后之间，具有高度相关性。因此，我们需要更多的临床硬终点来探讨 PCSK9 抑制剂对急性心肌梗死患者的近期及远期预后的影响。

（中国医学科学院阜外医院　曹芳芳）

三、心力衰竭研究进展

（一）2022 ACC SODIUM-HF 研究：心力衰竭患者低钠饮食不能减少临床事件

2022 ACC 发布的 SODIUM-HF 研究发现：在门诊心力衰竭患者中，虽然对心力衰竭（HF）患者进行营养咨询和严格限制钠的摄入 1 年后，堪萨斯城心肌病调查问卷（KCCQ）评分和 NYHA 分级的衡量结果显示低钠饮食对生活质量有一定益处，疾病的进展也有所减缓，但 6 分钟步行试验无明显改善，主要不良事件或再住院也并没有明显减少。

【研究背景】

心力衰竭通常与神经激素激活、自主神经控制异常、水钠潴留相关，对于慢性心力衰竭患者，限制饮食钠是一种常见的非药物治疗方法。然而，由于缺乏有力的临床证据支持，不同的指南给出的具体建议并不一致，甚至缺乏具体建议。此外，还有一些研究结果质疑了限制饮食钠的有效性。

【研究方法】

入选条件包括 18 岁或以上取得书面同意，明确诊断为心力衰竭（NYHA Ⅱ～Ⅲ级），包括射血分数减低和射血分数保留心力衰竭患者，根据 CCS 指南接受最佳耐受药物治疗。排除标准包括：平均膳食钠摄入量＜1500mg/d，血清钠＜130mmol/L，血液透析依赖性慢性肾衰竭（或者肾小球滤过率＜20ml/min），无法控制的甲状腺疾病或终末期肝衰竭，在前 1 个月或未来 3 个月计划行心脏装置或血管重建术，近 1 个月因心血管原因住院，不受控的心房颤动（静息心率＞90 次/分），活动性恶性肿瘤，预期寿命小于 2 年，另一种可能妨碍遵守治疗方案的共患病或其他情况，参与另一项介入研究的患者。

主要终点是心血管相关住院 / 急诊就诊或全因死亡发生的复合事件。次要终点是全因死亡、心血管相关住院、心血管相关急诊就诊，KCCQ 评分评估生存质量，6 分钟步行试验评估活动能力和 NYHA 分级。

【研究结果】

入选者平均年龄 66 岁，约 1/3 为女性，中位射血分数 36%，两组之间基线特征平衡。研究结果显示，在基线和随访 12 个月时，低钠饮食组的钠摄入量中位数从 2286mg/d 下降至 1658mg/d，而常规治疗组从 2119mg/d 下降至 2073mg/d。12 个月后两组钠摄入差异约为 415mg/d。两组在血压、体重和能量摄入方面没有差异。

主要终点事件方面，低钠饮食组中 60 名（15%）发生了主要终点事件，常规治疗组中 70 名（17%）发生了主要终点事件，两组之间无显著差异（*HR* 0.89，95% *CI* 0.63 ～ 1.26，*P*=0.53）。次要终点方面，低钠饮食组发生全因死亡 22 例（6%），常规治疗组 17 例（4%），两组之间无统计学差异（*HR* 1.38，95% *CI* 0.73 ～ 2.60；*P*=0.32）；低钠饮食组发生心血管相关住院 40 例（10%），常规治疗组 51 例（12%），两组之间无统计学差异（*HR* 0.82，95%*CI* 0.54 ～ 1.24；*P*=0.36）；低钠饮食组出现心血管相关急诊科就诊 17 例（4%），常规治疗组 15 例（4%），两组之间无统计学差异（*HR* 1.21，95%*CI* 0.60 ～ 2.41；*P*=0.60）。

低钠饮食 KCCQ 评分较常规治疗组显著改善，调整后总评分（OSS）差值 3.38（95% *CI* 0.79 ～ 5.96，*P*=0.011），身体受限评分（PLS）差值 3.77（95% *CI* 0.67 ～ 6.87，*P*=0.017）；低钠饮食组患者 NYHA 分级较常规治疗组有明显改善（*OR* 0.59，95% *CI* 0.4 ～ 0.86，*P*=0.006）。6 分钟步行试验中虽低钠饮食组步行距离有延长，但两组之间无统计学差异（95% *CI* –9.0 ～ 22.2，*P*=0.405）。

【讨论】

SODIUM-HF 研究是目前同类试验中规模最大、随访时间最长的临床随机试验，旨在探讨降低饮食钠摄入对于慢性 HF 患者临床结局的影响。针对这个研究结果，该研究的主要作者，来自阿尔伯塔大学马赞科夫斯基阿尔伯塔心脏研究所的 Justin A. Ezekowitz 教授指出：两组 12 个月时钠摄入量仅有 415mg 差异，若研究纳入基线钠摄入量更高的人群，或对低钠饮食组采用更严格的限钠措施，可能会也可能不会产生不同的结果。由于干预性质，该研究并未对受试者采用盲法，这可能会带来一定偏倚，特别是对 NYHA 功能分级、KCCQ 评分和 6 分钟步行试验在内的次要结局，尤其当客观指标无差异时，应谨慎进行主观指标的差异解释。该试验提前结束，且事件发生率低于预期，可能对结果造成一定影响。

（首都医科大学附属北京安贞医院　蒋志丽　孙晓冬）

（二）2022 ACC METEORIC-HF 研究：Omecamtiv Mecarbil 不能提高 HFrEF 患者的运动能力

2022 ACC 发布了 METEORIC-HF 研究结果：Omecamtiv Mecarbil 并不能提高射血分数降低的心力衰竭（HFrEF）患者的运动能力，寻找可安全提高 HFrEF 患者运动能力的药物仍任重而道远。

【研究背景】

心力衰竭是所有心血管疾病的终点，其中射血分数降低的心力衰竭（HFrEF）是临床常见的心力衰竭类型。收缩功能下降导致心排血量降低和心室充盈压增加，从而导致一系列临床症状。ARNI、β 受体阻滞剂、MRA 和 SGLT2i 组成的新四联疗法是 HFrEF 患者的一线治疗方案。运动耐力降低是心力衰竭的主要表现，但目前的治疗方法无法解决这一问题，即使是那些被证明可以减少心血管事件的治疗方法。Omecamtiv Mecarbil 是一种新型的选择性心肌肌球蛋白激活剂，2020 年 AHA 会议上发布的 GALACTIC-HF 研究结果首次证实 Omecamtiv Mecarbil 可改善 HFrEF 患者的心功能和临床预后。该药可在不影响心肌细胞胞内钙浓度和心肌耗氧量的情况下增加心肌收缩力，是第一个证实可以改善预后的正性肌力药，为 HFrEF 的药物治疗增加了新的选择。为了测试该药物是否也能提高运动能力，研究人员设计了 METEORIC-HF 研究。

【研究内容】

METEORIC-HF 研究是一项双盲、安慰剂对照、多中心随机临床试验，在 9 个国家的 64 个地点进行，随机选取 276 名患者（平均年龄 64 岁；15% 女性）2：1 分配至 Omecamtiv Mecarbil 组或安慰剂组。所有参与者都有慢性 HFrEF，NYHA Ⅱ / Ⅲ级症状（79% 为 Ⅱ 级），NT-proBNP 升高，LVEF 不高于 35%（中位数 27%）。该试验只包括那些在筛选心肺运动试验（CPET）中进行了足够运动努力的人。

研究人员在研究前和后 20 周进行了各种测试，以评估参与者的运动能力。主要终点是峰值耗氧量（VO_2）从基线到 CPET 20 周的变化，次要终点包括运动负荷、通气效率（VE/VCO_2 斜率）、通过可穿戴加速度计测量日常活动等。最终 243 人完成了研究。

【研究结果】

在基线时，Omecamtiv Mecarbil 组 VO_2 峰值为 14.7ml/（min·kg），安慰剂组为 14.9ml/（min·kg）。两组在治疗期间几乎没有变化，20 周时组间差异有利于安慰剂，但不显著（$P=0.13$）。结果在亚组间基本一致，持续性心房颤动患者中 Omecamtiv Mecarbil 的结果更糟。几个次要终点没有显示出 Omecamtiv Mecarbil 的有益作用，两组间在安全事件方面没有差异，总体不良事件发生率为 67%，严重不良事件发生率为 16%。

【讨论】

ACC 心力衰竭和移植委员会主席 Maya Guglin 医学博士在新闻发布会上对 METEORIC-HF 研究发表了评论："我不会说这个试验的结果令人失望，它至少提供了一种新的心力衰竭药物——肌球蛋白激活剂的信息。"在之前的 GALACTIC-HF 试验中，病情最严重的患者使用 Omecamtiv Mecarbil 获益最多，对于那些在心功能 Ⅲ / Ⅳ

级症状和 EF 极低的患者中，可以考虑使用这种新型药物。尽管 METEORIC-HF 研究的结果是中性的，但该试验提供了有用的信息，表明 Omecamtiv Mecarbil 不能快速提高运动表现，但即使在运动中使用它也是安全的。这也增加了我们已有的关于肌球蛋白激活剂的认识。正如该研究的首席研究者 Gregory D. Lewis 教授所说，这并不是第一次证实改善预后的药物并不能提高患者的运动能力，也许一次为期 5 个月的药物干预尚不足以逆转心力衰竭对全身和运动能力带来的不利影响，说明在提高心力衰竭患者的功能和生活质量方面，我们仍然面临挑战。未来，探寻既能改善预后，又能提高心力衰竭患者运动耐量的药物，仍然是不懈努力的方向。

（首都医科大学附属北京安贞医院　蒋志丽

河北衡水市人民医院　宋俊迎）

（三）2022 ACC EMPULSE 分析：使用恩格列净在急性 HF 中生活质量评分升高

【研究背景】

钠 - 葡萄糖共转运蛋白 2（SGLT2）抑制剂是目前心力衰竭患者的一种治疗选择。EMPULSE 试验的二级分析为判断早期启动 SGLT2 抑制剂恩格列净在急性失代偿性心力衰竭住院患者中的效果。

【研究方法】

EMPULSE 是一项随机、双盲、安慰剂对照的临床试验。纳排标准在之前的研究中已经详细介绍。在提供知情同意后，对患者进行筛选，如果符合条件，将患者随机分配给恩格列净 10mg/d 或匹配的安慰剂。在随机化后第 3、5、15、30 天和第 90 天的随访中评估了有效性和安全性参数。在第 15、30 天和第 90 天的现场访问期间，使用堪萨斯城心肌病调查问卷（KCCQ）评估患者的健康状况。

主要结局为 90 天临床获益，定义为 90 天后全因死亡时间、HF 事件数（定义为 HF 住院、紧急 HF 就诊和非计划门诊 HF 就诊）、到首次 HF 事件时间和 KCCQ-TSS 评分较基线时改变 5 分及以上的复合终点。KCCQ 由患者通过电子方式完成，无须现场研究人员的协助，并在随机分组时，第 15、30 天和 90 天进行评估。本分析的其他项目包括 KCCQ 物理活动限制（PLS）和生活质量（QoL）评分；以及包含身体功能和症状项目的临床综合评分（CSS），以及所有项目（总症状评分、身体功能、生活质量和社会功能）的 KCCQ 总综合评分（OSS）。对于每个项目，其有效性、可重复性、响应性和可解释性都已独立建立分数并被转换为 0～100 的范围，分数越高表示健康状况越好。

【研究结果】

恩格列净组受试者在第 90 天的 KCCQ-TSS、PLS、QoL、CSS 和 OSS 有更大的改善，安慰剂调整后的平均差异（95%CI）分别是：4.45（0.32，8.59），$P=0.03$；4.80（0.00，9.61），$P=0.05$；4.66（0.32，9.01），$P=0.04$；4.85（0.77，8.92），$P=0.02$；4.40（0.33，8.48），$P=0.03$，显著的疗效早在 15 天就已经显现。例如 KCCQ-TSS 评分，安慰剂调整后的平均差异为 5.35（1.51，9.19）分；$P < 0.01$，并且维持到 90 天。

【研究结论】

在整个 KCCQ 范围内，用恩格列净治疗 AHF 住院患者产生了总临床效益，并且恩格列净组的益处与基线时的症状损害无关。恩格列净显著改善了所有关键的 KCCQ 项目（包括症状、身体活动功能、生活质量和社会功能）。在人口统计学和临床特征上，受益是一致的，最早可在 15 天内看到，并持续至 90 天。

【评论】

EMPULSE 的主要结果表明，在住院后中位 3 天开始使用恩格列净可获得更好的生存率，更少的住院治疗和更大的 QoL 改善，所有这些都构成了总临床益处的主要复合终点。虽然 SGLT2 抑制剂在慢性 HF 中的益处已经得到很好的证实，但许多领先的临床试验专家一直主张一旦住院患者稳定就开始使用药物，但直到 EMPULSE 有数据才支持这一建议。然而本研究也有其局限性，虽然 KCCQ-

TSS 是一个预先定义的次要终点，并且预先指定了 KCCQ 项目的前瞻性评估，但一些分析是事后进行的，并且样本量较小，不具备较强的统计学效益，需要期待下一步的研究。

（中国医学科学院阜外医院　曹芳芳）

（四）2022 ACC IVVE 研究：心力衰竭患者每年注射流感疫苗仅在流感高发季节获益

【研究背景】

流行性感冒与心血管事件风险增加有关。已有报道显示接种流感疫苗可以降低心血管疾病死亡和缺血事件的发生，但流感疫苗接种能否减少心力衰竭患者的心源性死亡和其他心血管不良事件尚不清楚。

【研究方法】

IVVE 为随机双盲对照试验，研究人员在流感疫苗接种率较低的 10 个国家（亚洲、中东和非洲）中纳入了 NYHA 心功能 Ⅱ～Ⅳ级的心力衰竭患者，随机分配每年接受灭活疫苗治疗或安慰剂，为期 3 年。试验选用三价或四价疫苗制剂。在过去 3 年中的 2 年内接种过流感疫苗、严重瓣膜疾病、对疫苗制剂过敏的患者被排除在外。参与者被允许在试验之外接种流感疫苗。研究的主要终点是心血管死亡、非致死性心肌梗死和非致死性卒中，次要研究终点为心血管死亡、非致死性心肌梗死和非致死性卒中复合主要终点和心力衰竭住院治疗。此外，研究人员还评估了流感疫苗对社区获得性肺炎和其他呼吸系统结局的影响。

【研究结果】

研究共纳入约 5000 名患者，随机接种流感疫苗或安慰剂。受试者平均年龄为 57.2 岁，51.4% 为女性，绝大多数（95.7%）患有 NYHA Ⅱ级或Ⅲ级心力衰竭。平均随访时间为 2.4 年。在研究过程中（不区分流感高发季），对于主要终点（心血管死亡、非致死性心肌梗死和非致死性卒中），流感疫苗接种组共有 380 人（14.8%），安慰剂组共有 410 人（16.0%），两组没有显著差异（P=0.30）。对于次要研究终点（心血管死亡、非致死性心肌梗死和非致死性卒中复合主要终点和心力衰竭住院治疗），流感疫苗接种组出现 520 人（20.3%），而安慰剂组为 568 例（22.1%），两组没有显著差异（P=0.13）。其中流感疫苗接种组共有 245 人（9.6%）因心力衰竭住院，安慰剂组共有 277 人（10.8%），没有显著差异（P=0.15）。而总住院人数，流感疫苗接种组共有 388 人（15.2%），安慰剂组共有 455 人（17.1%），流感疫苗接种组共有 61 人（2.4%）患肺炎，对照组共有 104 人（4%），表明接种流感疫苗可以减少住院率（P=0.01）及肺炎患病率（P=0.0006）。

在流感高发期，流感疫苗接种组共有 193 人（7.7%）发生主要终点事件，安慰剂组共有 227 人（9.4%）；流感疫苗接种组出现次要研究终点事件 270 人（10.8%），而安慰剂组为 307 例（12.2%）。流感疫苗接种组共有 170 人（6.7%）出现心血管死亡事件，而安慰剂共有 221 人（8.7%）。流感疫苗接种组共有 28 人（1.1%）患肺炎，而安慰剂组共有 54 人（2.1%）。在流感高发期，与安慰剂组相比，流感疫苗接种组的主要研究终点事件发生、死亡率及肺炎患病率均有所减少。

【研究结论】

接种流感疫苗和接种安慰剂两组患者之间的主要研究终点事件（心血管死亡、非致死性心肌梗死和非致死性卒中）之间无明显差异；接种流感疫苗的患者总体住院率及肺炎患病率均有所下降；在流感高发期，与安慰剂组相比，流感疫苗接种组的主要研究终点事件发生、死亡率及肺炎患病率均有所减少。

【评论】

本研究显示在流感高发期，与安慰剂组相比，流感疫苗接种组的主要研究终点事件发生、死亡率及肺炎患病率均显著减少。所以，心力衰竭人群接种流感疫苗还是获益的，尤其在流感高发期。

（中国医学科学院阜外医院　曹芳芳）

（五）2022 ACC PROMPT-HF 研究：电子病历报警系统可改善指南指导的心力衰竭药物治疗依从性

【研究背景】

射血分数降低的心力衰竭（HFrEF）是常见的慢性疾病之一，具有较高的发病率和死亡率。对 HFrEF 患者使用指南指导的药物治疗（GDMT）已被证明能显著改善患者的预后，但在实践中，GDMT 的使用率较低，导致部分 HFrEF 患者预后较差。而电子病历警报系统可以提出针对性和个体化的 GDMT 建议，以指导临床医生适时做出相应的临床决策。本研究以门诊心力衰竭患者为切入点，通过与常规治疗相比较，以明确电子病历警报系统是否能够提高 HFrEF 患者 GDMT 的处方率。

【研究方法】

PROMPT-HF 研究是一项实用的、基于电子健康记录的、整群随机对照试验。PROMPT-HF 研究将 100 名临床医生随机分配至警报组和常规治疗组。警报组的临床医生将收到针对每个患者的最佳 GDMT 建议。该研究纳入了 1310 名 HFrEF 患者，评估了患者的左室射血分数、血压、心率、血清钾、预估肾小球滤过率和 GDMT 药物。GDMT 药物包括 β 受体阻滞剂、血管紧张素转换酶抑制剂 / 血管紧张素受体阻滞剂（ACEI/ARB）、血管紧张素受体 / 脑啡肽酶抑制剂（ARNI）、盐皮质激素受体拮抗剂（MRA）和钠 - 葡萄糖共转运蛋白 2（SGLT2）抑制剂。如果患者当前有未使用的推荐药物类别，则该类别以红色粗体显示，并显示"无"。如果患者已经开出了推荐的药物类别，则会显示特定的药物。

主要研究终点是 30 天 GDMT 使用率的增加。次要研究终点包括 30 天再住院率，GDMT 每种药物类别的使用率，药物的剂量，医疗费用和 1 年全因死亡率等。安全性研究终点包括 30 天血清钾 > 5.5mg/L，心率 < 60 次 / 分或肌酐增加基线时的 50%。患者纳入标准包括年龄 ≥ 18 岁，左室射血分数 ≤ 40%，未同时使用指南推荐的 4 种药物。患者排除标准包括退出研究，疾病终末期患者，已接受 GDMT 治疗。临床医生的选择包括执业范围为内科或心脏科，符合纳入标准的患者就诊频率高。

【研究结果】

本研究共登记了 1310 名门诊 HFrEF 患者。中位年龄为 72 岁，31% 为女性，18% 是黑种人，左室射血分数的中位数为 32%。在基线时，84% 的患者接受 β 受体阻滞剂治疗，71% 的患者接受 ACEI/ARB，29% 的患者接受 MRA 和 11% 的患者接受 SGLT2 抑制剂治疗。GDMT 类别数量的任何增加都被认为是积极结果，而 GDMT 类别数量的减少或没有变化则被认为是无效结果。在两个组中，GDMT 中每类药物的使用均有增加。警报组有 25.7% 的患者达到了主要研究终点，常规治疗组有 18.7%（RR 1.41，95%CI 1.03 ～ 1.93，P=0.03）。在 GDMT 剂量增加或添加一类 GDMT 药物的结果方面，警报组的患者占据 36.2%，常规治疗组有 26.2%（RR 1.39，95%CI 1.08 ～ 1.79，P=0.01）。亚组分析显示，在不同性别、不同种族、不同左室射血分数、是否为心脏科医生、不同医保政策和不同基线 GDMT 使用情况中，并无交互作用。警报组和常规治疗组患者在 30 天内急诊或住院率没有显著差异，在安全性研究终点方面也没有显著差异。

【研究结论】

在门诊就诊期间，电子病历警报系统会显著增加应用 GDMT 的患者数量。这种低成本工具可以快速嵌入到综合医疗系统中，使心力衰竭患者的 GDMT 使用率得到广泛改善。

【评论】

PROMPT-HF 研究表明，嵌入到射血分数降低的心力衰竭患者电子健康记录（EHR）中的警报可以帮助提供者快速发现改进指南指导的药物治疗（GDMT）的机会。在一篇社论中，医学博士 Harriette Van Spall 及其同事表示，尽管这里报告了积极的结果，但将决策支持系统集成到电子健康记录中对临床医生遵守慢性病指南建议的影响有限。该研究中提供的易于定制的警报的方法，除了具有其他研究可获得的益处之外，更可能在门诊诊疗系统中广泛应用。最重要的是，它可以改善 GDMT 的使用率。但是警报系统的有效性是否受到警报疲劳、药物剂量和其他个体化差异的影响，还需要进一步研究。

（中国医学科学院阜外医院　曹芳芳）

（六）2022 ACC DIAMOND 研究：Patiromer（帕蒂罗默）有助于优化 HFrEF 药物治疗遏制高钾血症

【研究背景】

众所周知，治疗射血分数降低心力衰竭（HFrEF）的几种核心药物具有引起高钾血症的风险，许多临床医生通过调整药物剂量或撤回药物来应对高钾血症。但是，伴随着肾素 – 血管紧张素系统抑制（RASI）药物与钾螯合剂（Veltassa，ViforPharma）的问世，似乎足以保护患者免受高钾血症的侵害，以至于可以以更高的剂量服用更多的 RASI 药物，建议进行随机对照研究。随着新发布的 HF 指南强调尽快优化 HF 中所有指南指导的药物治疗（GDMT）的重要性，Patiromer 与钾结合并减少其从胃肠道的吸收，则可以考虑帮助使患者避免高钾血症的风险。

【研究方法】

DIAMOND Trial 在长达 12 周的单盲导入期招募了 1640 名有高钾血症或有高钾血症史的 HFrEF 患者，年龄（67±10）岁。患者接受了包括盐皮质激素受体拮抗剂（MRA）和 Patiromer 在内的 RAASi 优化治疗方案。以 1 : 1 的比例随机、双盲分配，分别接受 Patiromer 或安慰剂治疗。研究的主要终点：试验期间两组之间血清

K^+ 浓度与基线的平均差值。研究的次要终点包括第一次发生高钾血症（K^+ > 5.5mmol/L）的时间，需要减少使用目标剂量 MRA（螺内酯 / 依普利酮 50mg/d）的时间，研究者报道的高钾血症不良事件（首次 / 复发），高钾血症相关临床事件（CV 死亡、CV 住院、血清 K^+ > 6.5mmol/L、血清 K^+ > 6.0 ~ 6.5mmol/L、血清 K^+ > 5.0 ~ 6.0mmol/L 的发生率）和全面的 RAASi 使用的"胜率"积分。

【研究结果】

RASI 药物可以在 85% 的队列中进行优化，从中随机分配 878 名患者，以继续使用 Patiromer 优化 GDMT 或用安慰剂代替钾隔离剂。本研究从随机化到研究结束（主要终点），服用 Patiromer 的患者血清钾水平平均上升 0.03mmol/L，而对照组的患者平均增加 0.13mmol/L（P < 0.001）。RASI 使用评分的胜率为 1.25（95%CI 1.003 ~ 1.564；P=0.048），有利于 Patiromer 组。仅高钾血症相关事件的胜率也有利于 Patiromer 的患者，为 1.53（95%CI 1.23 ~ 1.91；P < 0.001）。不良事件报道如下：与服用安慰剂的患者相比，服用 Patiromer 的患者显示高钾血症的风险降低了 37%（P=0.006），定义为钾水平超过 5.5mmol/L，中位随访 27 周。他们将 MRA 剂量降低到低于目标水平的可能性降低了 38%（P=0.006）。

【研究结论】

HFrEF 患者应用 Patiromer，可减少高钾血症发生率，有效保持 RASSi、MRA 靶目标剂量。至少 85% 的患者能够对 RAASi 治疗进行优化，而不会同时存在血清钾过量的风险。

【讨论】

研究者指出，Patiromer 的明显益处部分来自复合高钾血症事件终点的优势，其中包括死亡率。无论年龄、性别、体重指数及 HFrEF 症状严重程度或初始利钠肽水平如何，这种优势似乎都成立。Patiromer 是一种不可吸收的球状有机聚合物，结合整个胃肠道中的钾，但主要作用于游离钾浓度最高的远端结肠。既往研究显示，Patiromer 通过 Ca^{2+} 作为反交换离子，以防止那些存在潜在心脏病或肾脏疾病，具有更大容量过负荷风险的患者发生 Na^+ 负荷增加。Patiromer 改善血钾水平和减轻 RAASi 引起的高钾血症，优化患者 RAASI 治疗，并达到指南推荐的剂量，但是在 HFrEF 患者中，Patiromer 既往证据有限。

如果不进行 GDMT 优化，HFrEF 患者不太可能获得最佳结局，但优化失败通常归因于高钾血症问题。通过在 GDMT 中添加钾螯合剂，同时控制钾并优化 RASI 治疗。许多临床医生似乎认为他们只能实现其中之一。DIAMOND 的力量不太足，无法证明用帕蒂罗默预防高钾血症是否可以改善临床结果。但是，未能在 HFrEF 中优化 RASI 药物会加重心力衰竭事件和死亡的风险。因此，从长远来看，优化 RASI 治疗而没有伴随高钾血症风险的 RASI 治疗可能会为这些患者带来更好的结果，鉴于该药物在 RASI 治疗期间控制钾水平的能力，低钾血症不应该成为治疗欠佳的原因。DIAMOND Trial 结论提示 HFrEF 患者应用 Patiromer 可减少高钾血症发生率，有效保持 RASSi、MRA 靶目标剂量，增添了新的治疗方法。

（中国医学科学院阜外医院　曹芳芳）

四、心律失常研究进展

（一）2022 ACC PACIFIC-AF 研究：房颤患者口服Ⅺ a 因子抑制剂 Asundexian 较阿哌沙班的出血风险更低

Asundexian 是一种新型口服小分子活化凝血因子Ⅺa（F Ⅺa）抑制剂，可减少血栓形成而对止血功能的影响较小。PACIFIC-AF 研究是一项国际多中心、随机双盲Ⅱ期剂量探索研究，旨在确定 Asundexian 的最佳剂量，并在房颤患者中评估与阿哌沙班相比使用 Asundexian 能否降低出血发生率。

该试验入组 45 岁以上的需要抗凝治疗的房颤患者（CHA2 DS2 -VASc 评分男性 ≥ 2 或女性 ≥ 3）。该研究在 14 个国家的 93 个中心进行，包括 12 个欧洲国家、加拿大和日本。受试者通过中央随机化按 1 ∶ 1 ∶ 1 分配至两种剂量的 Asundexian 组或标准剂量的阿哌沙班组。根据研究开始前的 NOAC 用药史，患者随机分配到 Asundexian 20mg 每日 1 次组、Asundexian 50mg 每日 1 次组、阿哌沙班组（5mg 每日 2 次，当患者有以下情况中的 2 项时，剂量减为 2.5mg 每日 2 次：年龄 ≥ 80 岁，体重 ≥ 60kg，血肌酐 ≥ 1.5mg/dl）。对符合条件的患者进行筛查，并在筛查后 2 周内随机分配。盲法治疗 12 周，治疗结束后 14 ～ 21 天进行安全随访。主要终点是根据国际血栓和止血学会（International Society on Thrombosis and Haemostasis，ISTH）标准大出血或临床相关非大出血的复合终点。次要安全终点均为出血、ISTH 大出血、ISTH 临床相关非大出血、ISTH 小出血。

2020 年 1 月 30 日至 2021 年 6 月 21 日期间，共有 862 名患者入组，755 名患者被随机分组接受治疗。2 名患者（分配至 20 mg Asundexian）从未服用过任何研究药物，导致 753 名患者被纳入分析

（249 名接受 Asundexian 20 mg，254 名接受 Asundexian 50 g，250 名接受阿哌沙班）。受试者的平均年龄为 73.7 岁，其中 309 人（41%）为女性，216 人（29%）患有慢性肾病，CHA$_2$DS$_2$-VASc 平均分为 3.9 分。在谷浓度和峰浓度时，Asundexian 20mg 组对 FXIa 活性的抑制率分别为 81% 和 90%，Asundexian 50 mg 对 FXIa 活性的抑制率分别为 92% 和 94%。3 个治疗组均无 ISTH 大出血，共 10 例患者发生了 ISTH 临床相关的非大出血，与阿哌沙班组（6 例）相比，Asundexian 20mg 组、50mg 组和总体的主要终点事件发生率比值分别为 0.50（3 例；90%CI 0.14 ～ 1.68）、0.16（1 例；90%CI 0.01 ～ 0.99）、0.33（4 例；90%CI 0.09 ～ 0.97）。Asundexian 20mg 组、Asundexian 50mg 组和阿哌沙班组的不良事件发生率分别为 47%、47% 和 49%，3 个试验组中因不良反应而停药的患者比例也无明显差异。

本研究结果表明，与标准剂量的阿哌沙班相比，FXIa 抑制剂 Asundexian 的 20mg 和 50mg，每日 1 次，导致心房颤动患者的出血率较低，体内 FXIa 几乎完全被抑制。

（首都医科大学附属北京安贞医院　师树田）

（二）2022 ACC PARTITA 研究：ICD 植入术后首次
室速放电就进行射频消融可改善预后

【研究背景】

全球共识建议结构性心脏病和室性心动过速反复发作导致 ICD 干预的患者进行室性心动过速（VT）消融，但室性心动过速消融的最佳时机及其预后影响仍是有待解决的问题。目前尚没有随机试验评估第一次植入式心脏转复除颤器（ICD）放电后消融的益处。

【研究内容】

PARTITA 研究是一项前瞻性、多中心、随机临床试验。来自 16 个欧洲中心的 PARTITA 研究人员招募了 517 名有缺血性和非缺血性心肌病并有 ICD 一级或二级预防指征的患者纳入初始观察期，直到出现第一次 ICD 放电治疗（A 期）。在中位 2.4 年的随访中，48% 的患者发生过 VT 发作，30% 的患者持续发生 VT，但只有 56 名患者（11%）因 VT 接受了第一次适当的电击。接受了 ICD 放电治疗的患者进入 B 期，被随机分配为 1：1 立即消融（ICD 放电后 2 个月内）或继续标准治疗，随访 2 年。主要终点是任何原因的死亡或恶化的心力衰竭住院的综合。除了有记录的房性心动过速外，患者不允许服用胺碘酮。2021 年 7 月 23 日，由于第一次中期分析表明早期消融优于标准治疗的主要终点，该研究提前停止。

【研究结果】

在纳入 A 期的 517 例患者中，154 例（30%）出现 VT，56 例（11%）在中位随访 2.4 年（四分位数范围为 1.4～4.4）中接受了适当的 ICD 放电治疗，56 例中 47 例（84%）同意参加 B 期治疗。24.2（8.5～24.4）个月后，消融组 23 例（4%）患者中的 1 例（4%）和对照组 24 例（42%）患者中的 10 例 [HR，0.11（95% CI 0.01～0.85）；$P=0.034$]。消融组 ICD 放电发生率（9%）低于对照组（42%）；$P=0.039$。消融组的全因死亡减少（0% vs 33%；$P=0.004$）和心力衰竭住院人数减少（4% vs 17%；$P=0.159$）。早期消融也减少了 ICD 放电治疗的复发性静脉血栓（9% vs 42%；$P=0.039$）。早期消融术组的心脏死亡有减少的趋势（0% vs 13%；$P=0.087$），但在任何室速复发（30% vs 50%）、抗心动过速起搏（30% vs 46%）或电击（0% vs 8%）成功治疗室速复发方面无显著差异。

【讨论】

PARTITA 研究因为早期射频消融能显著减少全因死亡和心力衰竭住院而提前终止，这是一个令人振奋的研究结果。最近来自 PRAETORIAN 试验的数据显示 ATP 可以加速心律失常。抗心动过速起搏（ATP）和终止室速的 ATP 都是后续 ICD 放电的强预测因子。据估计，每一次成功的 ATP 发放会增加 4% 的后续电击风险。PARTITA 研究者认可上述结果，早期消融减少 ICD 治疗能减少事件。但该研究也有一定局限性，随机患者数量较少，且只纳入了缺血性和非缺血性心肌病患者。虽然胺碘酮治疗的比例非常低，但用于房性心律失常的病例，这可能影响了室速发作的自然史和 ICD 治疗。导管消融的数量相对较少，也不能得出关于安全性的结论。

（首都医科大学附属北京安贞医院　蒋志丽）

（三）2022 ACC BIO|GUARD-MI：心肌梗死后植入式心律失常监测不足以改善临床结局

【研究背景】

随着 ICM（植入式心脏监护仪）的使用越来越多，人们可以早期记录以前可能被忽视的无症状心律失常，在心脏设备上增加远程监测意味着医生在新发心律失常的情况下得到早期预警。BIO|GUARD-MI 研究旨在对心肌梗死后左心室功能保留患者，强化心律失常监测，以探究其对临床结局的影响。

【研究方法】

BIO|GUARD-MI 研究是一项多中心、开放、前瞻性、随机对照的国际研究，采用事件驱动设计，评估高危心肌梗死后患者应用 ICM 早期发现心律失常并给予治疗的临床效果。试验纳入 790 名 CHADS-VASC 评分为 > 4（男性）或 > 5（女性）的高危既往心肌梗死患者，具有 ICD/CDT 及起搏器植入指征者、已知房颤、血液透析及慢性肾功能不全患者被排除在外。所有入选患者被 1 ∶ 1 随机分配到接受 ICM 植入的远程监测组（ICM 组）和不接受 ICM 植入的常规随访组（对照组）。随访中位时间为 31 个月。如果检测到相关需要治疗的心律失常，则依据指南建议给予相应治疗。主要终点是心血管死亡或因心力衰竭、心律失常、急性冠状动脉综合征、卒中、大出血或体循环栓塞而急性非计划住院的复合终点。次要终点是达到指南建议需要治疗的心律失常发生的时间。

【研究结果】

790 例高危既往心肌梗死病史患者随机分为 ICM 组（398 例），对照组（392 例）；平均年龄为 71 岁，72% 为男性，49%STEMI，51%NSTEMI。研究显示 ICM 组患者经历的心律失常如心房颤动、心动过缓、室性心动过速等风险增加。试验中共有 218 例患者经历了一个主要终点，但两组研究之间的主要终点没有显著差异。次要终点中，对高危心肌梗死后患者进行心律失常监测后发现，ICM 组中 39% 的患者在 2 年内发现了需要治疗的心律失常，而对照组中为 6%，$HR=5.9$，$P < 0.0001$。在 NSTEMI 患者中，与对照组相比，ICM 组主要终点事件减少了 31%；而在 STEMI 患者中两组无差别。进一步分析显示，这种益处似乎与 NSTEMI 患者本身具有的较高风险有关，NSTEMI 患者出现主要终点事件的风险增加了 75%。通过多变量风险模型，将风险较高的患者进行亚组分析显示，与对照组相比，ICM 植入可以使高风险患者主要终点事件减少 43%。

【研究结论】

心肌梗死后左心室功能保留的高危患者，应用 ICM 强化心律失常监测，可以监测出更多需要治疗的心律失常事件，但对远期 MACEs 事件是否获益仍需进一步研究。

【评论】

根据 BIO|GUARD-MI 的结果，使用植入式心脏监护仪（ICM）BIO|GUARD-MI 研究在心肌梗死后寻找心律失常并酌情开始治疗并不能提供显著的临床效果。与常规随访相比，常规监测导致更多的心律失常被检出和治疗，但最终没有降低 2 年内各种原因的 CV 死亡或住院的风险（$HR\ 0.84$；$95\%\ CI\ 0.64 \sim 1.10$）。心律失常使心肌梗死后的结果恶化，植入式设备可以检测到无症状性节律紊乱的大量负担，BIO|GUARD-MI 试验的主要结局为"阴性"，即在约 2.5 年内，分配到 ICM 指导管理或标准治疗的心肌梗死后患者之间，主要心脏不良事件（MACE）没有显著差异。在未来，通过使用智能手表等可穿戴设备，可以监测心律失常和其他可疑

事件。应该促使对 NSTEMI 进行更大规模的研究。

（中国医学科学院阜外医院　曹芳芳）

（四）2022 ACC mAF-ApP Ⅱ 研究：大型智能手表研究证实大多数寻求治疗的患者都患有心房颤动

根据 maF-ApP Ⅱ 试验的新数据，在下载智能手表应用程序并收到潜在心律问题通知后看医生的患者中，93.8% 被确认患有心房颤动（AF）。该研究招募了超过 280 万名中国参与者，他们在 2018 年至 2021 年期间在兼容的华为智能设备上下载了 AF 筛查应用程序。该研究是同类研究中规模最大的一项，并证实了苹果心脏研究和 Fitbit 心脏研究等类似调查的数据。此外，研究人员展示了使用相同的技术识别阻塞性睡眠呼吸暂停（OSA）（一种已知的 AF 风险因素）的额外能力，并提出了能够更准确地发现这两种情况的未来潜力。

医学博士 Yutao Guo（中国人民解放军总医院，中国北京）在美国心脏病学会 2022 年科学会议上的特色临床研究会议上介绍了这些发现，数字技术可以提高对心房颤动及其风险因素的普遍认识，并改善心房颤动及其并发症的预防。随着全球用于 AF 筛查的可穿戴技术激增，特别是在 COVID-19 大流行的挑战性环境中，本研究提供了一种可能的解决方案，以帮助人们识别可能的 AF 迹象并更早地得到诊断和治疗。

在这项研究中，郭教授及其同事招募了 2 852 217 名中国参与者（平均年龄 37 岁），他们使用使用光电容积描记法（一种基于光的方法来监测血流量）的智能手表。AF 筛查应用程序在 12 244 名个体中检测到异常节律，其中 5227 人选择随访临床医生进行进一步评估。在该队列中，93.8% 的人使用标准诊断工具（包括临床评估，心电图和 24 小时动态心电图监测）确认了 AF（占整个研究人群的 2.67%）。此外，在筛查 AF 的 961 931 名应用程序用户中，也有 18 000 名被告知他们可能患有这种疾病，并最终有更高的 AF 诊断概率（*OR* 1.51;

95% *CI* 1.30～1.75）。

现在已经有相当多的研究表明如何能够通过移动应用程序的使用来捕获特别无声的 AF 事件，特别是在年轻人群中，但将其与长期结果相关联，以便建立预防性治疗等方法将非常重要。

（中国医学科学院阜外医院　曹芳芳）

五、高脂血症研究进展

（一）2022 ACC TRANSLATE-TIMI70 研究：Vupanorsen 降低他汀类药物治疗患者的非高密度脂蛋白胆固醇

2022 ACC 上发布了 TRANSLATE-TIMI70 研究结果：靶向肝细胞血管生成素样蛋白 3（ANGPLT3）mRNA 的反义寡核苷酸药物 Vupanorsen，能够进一步降低已经接受他汀治疗患者的非高密度脂蛋白胆固醇（non-HDL-C）水平达 28%，降低三酰甘油（TG）的水平达 57%，降低 ANGPLT3 水平达 95%，也可中度降低 LDL-c 与载脂蛋白 B（ApoB）水平。

【研究背景】

ANGPTL3 是一种抑制三酰甘油和胆固醇代谢酶的蛋白质。抑制 ANGPTL3 是降低三酰甘油和非高密度脂蛋白（HDL）胆固醇的几个新靶点之一。尽管目前的调脂治疗能显著降低 LDL-C 水平，减少心血管事件的发生，但是仍有许多患者残存心血管事件风险。有证据表明，血脂导致的心血管事件风险主要来源于致动脉粥样硬化的 ApoB 包含的脂蛋白，包括富含胆固醇的 LDL 和富含 TG 的 VLDL。ANGPTL3 抑制脂酶包括脂蛋白脂酶（LPL）和损害富含 TG 的脂蛋白代谢，ANGPTL3 突变和功能丧失的人群 TG 和 LDL-C 水平都低。Vupanorsen 是与 N- 乙酰半乳糖胺偶联的第二代反义寡核苷酸药物，能够靶向作用于肝细胞的 ANGPTL3 mRNA。此前一项 vupanorsen 在高三酰甘油血症、肝脂肪变性和 2 型糖尿病患者中的 2a 期研究显示，在所有研究剂量下，三酰甘油显著降低，在最高剂量（80mg/ 月，皮下注射）时，非高密度脂蛋白胆固醇也显著降低。对心血管的潜在益处最好通过其对非高密度脂蛋白胆固醇的影响来体现，因此目前的 TRANSLATE-TIMI 70 试验旨在评估增加剂量的 vupanorsen 对他汀治疗的高脂血症成人非高密度脂蛋白胆固醇水平的影响。

【研究方法】

TRANSLATE-TIMI 70 是一项安慰剂对照、双盲、随机、Ⅱb 期临床试验，该试验在美国、加拿大和波兰 3 个国家 55 个中心招募了 286 名受试者。纳入已接受他汀治疗、non-HDL-C ≥ 100mg/dl 和 TG 介于 150 ～ 500mg/dl 的 40 岁以上患者。排除标准：有活动性肝脏疾病，HbA1c ≥ 9.5%，eGFR ＜ 30ml/（min·1.73 m^2），ALT 或 AST 超过正常上限值 2 倍，血小板计数低于正常下限值的患者。将受试者按照 2∶1∶1∶2∶1∶2∶2∶2 的比例分配到安慰剂组，Vupanorsen 80mg、120mg、160mg 每 4 周皮下注射 1 次和 Vupanorsen 60mg、80mg、120mg、160mg 每 2 周皮下注射 1 次，共 8 组，观察 24 周。主要研究终点是 24 周时受试者 non-HDL-C 的百分比变化，次要终点包括 TG、LDL-C、ApoB 和 ANGPLT3 的百分比变化。

【研究结果】

受试者平均年龄 64 岁，女性占 44%，白种人占 87%，2 型糖尿病占 50%，51% 的受试者接受高强度他汀治疗，5.2% 的患者同时服用依折麦布，基线水平中位 non-HDL-C 为 132.4mg/dl，中位 TG 为 216.2mg/dl，LDL-C 87.5mg/dl，ApoB 95.9mg/dl。

Vupanorsen 治疗使受试者 non-HDL-C 水平下降 22.0% ～ 27.7%（所有治疗组 $P ＜ 0.001$），并且在关键的临床亚组中作用基本一致。同时，Vupanorsen 治疗使 ANGPLT3 和 TG 呈剂量依赖性下降，其中 ANGPLT3 降幅介于 69.9% ～ 95.2%（所有治疗组 $P ＜ 0.001$），TG 降幅介于 41.3% ～ 56.8%（所有治疗组 $P ＜ 0.001$）。Vupanorsen 中度降低受试者的 LDL-C 与 ApoB 水平，但没有明确的剂量反应。此外，Vupanorsen 在所有剂量组 HDL-C 均有降低，没有显著改变高敏 C 反应蛋白的水平。

在安全性与耐受性上，没有出现与 Vupanorsen 相关的严重不良事件。但应用 Vupanorsen 的受试者常出现肝酶 ALT/AST 升高 ＞ 3

倍及注射反应，并且在高剂量组风险大大增加。月总剂量较高时，丙氨酸转氨酶或天冬氨酸转氨酶升高 3 倍以上更为常见（分别高达33.3% 和 44.4%）。注射部位反应也是一个问题。此外，肝脂肪分数也有剂量相关的增加（高达 76%），接受 Vupanorsen 治疗的受试者肝脏脂肪分数也会随用药剂量的增加而升高。

【讨论】

本研究的主要发现是在所有试验剂量下 Vupanorsen 治疗 24周后受试者 non-HDL-C 水平均有显著下降，最高降幅为 27.7%，Vupanorsen 能够大幅降低 TG，但对 LDL-C 和 ApoB 的降低为中度。与 Ⅱa 期临床试验相比，该试验增大药物剂量后对 ANGPTL3 的表达抑制高达 95.2%，但最终取得的疗效仍集中在 non-HDL-C 与TG 的降低，LDL-C 和 ApoB 的改变相对不显著。上述结果提示我们 Vupanorsen 降低 non-HDL-C 的作用主要是通过清除 VLDL-C 中的 TG 实现，而非清除 LDL 与 VLDL 的颗粒数。ANGPTL3 的单克隆抗体 Evinacumabs 能接近完全的抑制 ANGPTL3 活性，对成人难治性高胆固醇血症患者或纯合子家族遗传病患者的 ApoB 水平能降低 > 40%。当被问及为什么 vupanorsen 对非 HDL 胆固醇的影响小于evinacumab 时，研究者认为这种单克隆抗体可能对 ANGPTL3 有更强的抑制作用。

此外，Vupanorsen 副反应与之前的研究有一些区别。本研究受试者没有出现之前报道的肾功能减退与血小板计数减少，但肝酶ALT/AST 升高 > 3 倍更加常见，且高剂量组注射部位出现反应更常见，肝脏脂肪分数呈剂量依赖性增加。受试者肝脏脂肪分数的增加令人困惑，因为临床前小鼠实验显示 Vupanorsen 能够降低小鼠肝脏的脂肪沉积，这一现象的内在机制及潜在后果都值得进一步研究。本研究还存在样本量相对不足，没有纳入脂代谢遗传病患者，种族多样性不足等研究局限。

Vupanorsen 的研发与临床试验被人们寄予厚望，Vupanorsen 虽然显著降低了三酰甘油和非高密度脂蛋白胆固醇，但非高密度脂蛋白胆固醇降低 22% ～ 27% 的程度并没有达到降低心血管风险的临床意义，而且还存在一些潜在的重要安全问题，从而让人感到失望。

（首都医科大学附属北京安贞医院　蒋志丽

河北省廊坊市人民医院　张玲姬）

（二）2022 ACC APOLLO 研究：新型 siRNA 注射剂 SLN360 在小型研究中将 Lp（a）减少近 100%

Lp（a）被称为预防研究的"圣杯"，随着沉默疗法 SLN360 的干预会急剧减少，会刺激进一步的研究。最新临床试验 APOLLO 在 2022 年美国心脏病学会科学年会（ACC）上发表，并同时发表在 *JACC* 上。

【研究背景】

Lp（a）升高是动脉粥样硬化性心血管疾病（ASCVD）和主动脉瓣狭窄的强大遗传危险因素，影响全球 14 亿人和约 6400 万美国人。虽然几种试验药物正在研究中，但目前还没有批准的药物选择性地降低 Lp（a）。基因沉默疗法 SLN360 旨在通过使用 RNA 干扰来静息从肝细胞中的 LPA 基因转录的信使 RNA 以降低 Lp（a）的产生。早期数据显示，基因沉默疗法可显著降低脂蛋白（a）的产生。脂蛋白（a）是动脉粥样硬化性心血管疾病（ASCVD）预防领域的热点。已知 Lp（a）与 CVD 有关，无论是在一级和二级预防环境中，还是在孟德尔随机化研究中。在美国高胆固醇治疗指南中，升高的 Lp（a）被认为是一种风险增强因素，可帮助医生和患者做出有关降低 LDL 胆固醇治疗的明智决定。

在欧洲，临床指南建议在患者一生中至少检查一次 Lp（a）个体的 CVD 风险分层，尽管该建议相对较弱。我们希望看到多种降低 Lp（a）的不同方法。SLN360（沉默疗法），正如目前已知的 siRNA 一样，LPA 是编码载脂蛋白（a）的基因，载脂蛋白是肝脏产生 Lp（a）中的"显性，限速成分"。SiRNA 降解载脂蛋白（a）的 mRNA，进而降低 Lp（a）。

【研究方法】

在 APOLLO 试验中，研究人员将 4 个队列中的 32 名患者随机分配到不同的 SLN360 剂量，每个队列包含 6 名随机分配到积极治疗的患者和 2 名接受安慰剂治疗的参与者。在 4 个队列中，患者分别接受 30mg、100mg、300mg 和 600mg SLN360 治疗。没有一位参与者患有先前存在的心血管疾病，但所有参与者的 Lp（a）浓度在基线时 ≥ 150nmol/L，约为 60mg/dl。

【研究结果】

对于接受安慰剂治疗的患者，Lp（a）的最大中位数降低分别为 20mmol/L、89mmol/L、185mmol/L、268mmol/L 和 227nmol/L，以及 30mg、100mg、300mg 和 600mg 剂量。与基线相比的最大中位数百分比降低分别为 10%、46%、86%、96% 和 98%。Lp（a）降低的最低点发生在用所有剂量治疗后 30～60 天。在此之后，Lp（a）值再次上升，但在 150 天内没有恢复到基线值。对于 300mg 和 600mg 剂量，Lp（a）水平在 150 天时比基线低约 70% 和 80%。在最大 SLN360 剂量下，LDL 胆固醇和载脂蛋白 B 分别降低了 26% 和 24%。

在安全性方面，9 名参与者报告了头痛，其中 5 名接受了 600mg 剂量的治疗。3 名患者的中性粒细胞计数增加，C 反应蛋白水平也升高。有一个严重的不良事件——接受 30mg 剂量的患者因发热和严重头痛而住院，但这些影响归因于他们 1 周前接种的 COVID-19 疫苗。同一名患者的肝酶升高了 3 倍，这再次归因于 COVID-19 疫苗。总体而言，治疗紧急不良事件是轻微的，最常见的是低度注射部位事件，均未导致研究撤回。研究人员强调，目前的研究规模太小，无法真正确定这种 siRNA 治疗的安全性，需要进一步的研究，包括那些患者群体更多样化的研究，如心血管疾病患者。

【研究结论】

短干扰 RNA（siRNA）试剂 SLN360 具有良好的耐受性，并且在小剂量范围的 APOLLO 试验中，在没有心血管疾病的志愿者中将脂蛋白（a）降低高达98%。在单次皮下剂量的SLN360（沉默疗法）之后，在 45 ~ 60 天、30mg、100mg、300mg 和 600mg 剂量下，Lp（a）血浆水平的中位数为 46%、86%、96% 和 98%。300mg 和 600mg 剂量的 150 天 Lp（a）水平分别比基线低 70% 和 81%。对于接受两种最高剂量的参与者，ApoB 分别降低了 21% 和 24%，低密度脂蛋白胆固醇（LDL-C）分别降低了 21% 和 26%。靶向信使 RNA 疗法的发展使得脂蛋白（a）的显著降低成为可能。

【评论】

多年来，专门设计用于 Lp（a）的药物的开发一直被认为是 ASCVD 预防的"圣杯"。以前的流行病学研究表明，这些药物需要大力降低 Lp（a）水平才能影响 ASCVD 或主动脉瓣狭窄事件的发生率。出于这个原因，APOLLO 可以被认为是一个成功的 I 期研究，mRNA 足够有效地降低 Lp（a）。其次，本研究也有缺点，它是一项使用替代终点的小型单中心研究。研究者指出，规则很快就会改变，在过去，每位成年人都应该至少知道两个数字——血压和胆固醇，但是在未来，仅仅了解 LDL 和 HDL 水平是不够的，人们还没有习惯于测量 Lp（a）水平，但我们必须开始这样做，因为我们需要识别有风险的患者。

（中国医学科学院阜外医院　曹芳芳）

六、结构性心脏病研究进展

（一）2022 ACC EXPLORER-LTE 研究：Mavacamten 治疗梗阻性肥厚型心肌病安全有效

MAVA-LTE 是一项正在进行的、剂量盲法的 5 年扩展研究，包括在 EXPLORER-HCM 试验中完成治疗的 244 名患者中的 231 名。EXPLORER-HCM 是一项Ⅲ期的随机双盲、安慰剂对照国际多中心研究，首次评估了新型心肌肌球蛋白抑制剂 Mavacamten 对有症状的梗阻性肥厚型心肌病（HCM）患者的治疗作用。EXPLORER-HCM 的结果显示，与安慰剂相比，服用 Mavacamten 的 30 周后患者的健康状况、症状、运动能力和生活质量有显著改善。

美国当地时间 2022 年 4 月 3 日，在 2022 ACC LBCTs 专场上 EXPLORER-LTE 公布中期研究结果显示，Mavacamten 治疗有症状的 HCM，可在较长时间内持续改善患者的生活质量和预后。

MAVA-LTE 研究旨在收集长期数据，在该分析的数据截止时，患者平均年龄为 60 岁，39% 为女性。受试者每天服用一次 5mg Mavacamten，在第 4、第 8 和第 12 周根据超声心动图测量结果（左心室流出道压力梯度和左室射血分数）调整剂量，通过左心室流出道压力梯度查看阻塞程度并检查射血分数是否正常（> 50%）。如果压力梯度高于 30mmHg，可以增加剂量以进一步压力降低梯度和阻塞程度。如果患者出现左室射血分数降低的迹象（< 50%），建议降低剂量或暂时停止用药。并在第 24 周根据超声心动图结果再次调整剂量，患者最终可以服用 2.5mg、5mg、10mg 或 15mg Mavacamten。此后每 12 周随访一次受试者。

总体结果发现，大多数患者服用 5mg 或 10mg，只有 15% 的患者服用 15mg 剂量。中位随访时间为 62 周，范围为 1 ～ 124 周。在这些时间点评估的患者中，48 周时 206 人，84 周时 66 人，通过左心室流出道压力梯度测量的阻塞程度在 48 周时平均降低了 36mmHg（与基线相比降低了 74%）；这种降低一直持续到第 84 周。在第 84 周，83.5% 随访的患者的左心室流出道压力梯度小于 30mmHg。

在 NYHA 心功能分级方面，68% 的患者至少提高了一个等级，其中 I 级变化最为显著，I 级患者的百分比从基线时的 6% 跃升至第 48 周的 55%。相比之下，29% 的患者属于 III 级，在研究开始时表现出明显的体力活动受限。研究人员说，在 48 周时，这类人的比例下降到 4.9%。基线时，94% 的患者在运动时出现某种程度的气短，而在 48 周时这一比例仅为 45%。此外，心力衰竭标志物 NTproBNP 在第 48 周下降了 480ng/L，在第 84 周下降了 488ng/L（63%）。安全性方面 Mavacamten 的耐受性也很好，没有报道新的或意外的不良事件。

该研究的主要作者，FACC 医学博士 Florian Rader 说，HCM 的药物选择有限，许多患者最终不得不通过手术切除部分增厚的心肌或进行酒精间隔消融以减少梗阻。虽然这些侵入性治疗方案有效，但它们也存在风险。Mavacamten 是第一种专门用于缓解这种阻塞的药物，正如数据显示的那样，它可以使患者感觉更好，并且使其能够更积极地生活。如果随着时间的推移这种药物继续有效，那么它也可能有助于保持患者不必接受侵入性手术或心脏直视手术来缓解梗阻。

（首都医科大学附属北京安贞医院　师树田

战略支援部队特色医学中心　曾　源）

（二）2022 ACC VALOR-HCM 研究：肌球蛋白抑制剂有效减少梗阻性肥厚型心肌病患者室间隔减容治疗需求

2022ACC 发布了 VALOR-HCM 研究结果：肌球蛋白抑制剂

mavacamten 可以有效减少严重症状性梗阻性肥厚型心肌病（obstructive hypertrophic cardiomyopathy，oHCM）患者室间隔减容治疗（septal reduction therapy，SRT，即外科室间隔肌切除术或酒精消融术）需求，缓解症状，提高生活质量。

【研究背景】

肥厚型心肌病（HCM）是一种以原发性左心室肥厚为特点的疾病，其中约 2/3 为 oHCM，以左心室流出道（LV outflow tract，LVOT）梗阻的相关症状为典型临床表现。目前并没有针对 HCM 的特异性治疗手段。对于症状顽固的 oHCM 患者，即使应用了较高耐受强度的药物治疗，目前仍然推荐 SRT。尽管 SRT 可以改善症状、生活质量和远期生存率，但是最佳疗效对医护团队专业要求高，无法普遍应用。因此，症状严重的 oHCM 患者缺少对 SRT 的无创替代方案。Mavacamten 是一种心脏肌球蛋白靶向抑制剂，可以减少肌动蛋白－肌球蛋白桥接，克服 HCM 心肌过度收缩的特性，从而降低 LVOT 压力梯度，提高患者运动耐力和生活质量。

【研究方法】

VALOR-HCM 研究是一项 3 期、多中心、双盲、安慰剂对照的临床研究。纳入标准包括：年龄 ≥ 18 岁；心脏超声证实最大室间隔厚度 ≥ 15mm 或 ≥ 13mm 合并 HCM 家族史；即使接受了较高耐受强度的药物治疗包括丙吡胺和（或）联合使用 β 受体阻滞剂和钙通道阻滞剂，仍然有严重 HCM 症状（NYHA Ⅲ／Ⅳ级，或者 NYHA Ⅱ级伴有劳力性晕厥或类晕厥）；LVOT 动态压力梯度在静息状态或者激发状态下（Valsalva 动作或者运动）≥ 50mmHg；左室射血分数 ≥ 60%；必须在过去 12 个月内考虑过进行 SRT，并已积极安排。

VALOR-HCM 计划包括 3 个治疗期：2 周的安慰剂对照期，这之后以 1∶1 的比例随机接受马瓦卡坦或安慰剂治疗 16 周的积极治疗期（所有患者将接受 Mavacamten）和 96 周的长期延长期（所有患者将继续接受 Mavacamten）。来自美国 19 个经验丰富的 HCM 中心的 112 名患者，以 1∶1 的比例随机分配到安慰剂组和 Mavacamten 组，接受为期 16 周的安慰剂或 Mavacamten 治疗。研究的主要终点是达到 2011 ACC/AHA 指南推荐的 SRT 标准或 16 周后患者决定继续进行 SRT 的复合事件终点。次要终点以分层的方式将第 16 周与基线进行对比，包括运动后 LVOT 梯度，NYHA 心功能分级，堪萨斯城心肌病调查问卷（KCCQ）评分，NT-pro BNP，肌钙蛋白 I。

【研究结果】

本次公布的 VALOR-HCM 研究第 16 周的主要终点是在治疗 16 周后决定符合拟行室间隔减容治疗的标准（LVOT 梯度至少为 50mmHg，NYHA Ⅲ～Ⅳ级）患者人数，与安慰剂组相比是否有减少。经过 16 周的马瓦卡坦治疗的患者中仅有 10 例（17.9%）仍旧符合行室间隔减容手术的标准，而安慰剂组有 43 例（76.8%）患者仍符合标准。治疗组的静息左室流出道压力阶差较安慰剂组下降 33.4mmHg，Valsalva 动作后压力阶差下降 47.6mmHg。堪萨斯城心肌病调查问卷（KCCQ）改善 9.4 分。NT-proBNP 平均值下降到对照组的 33%。而两组比较治疗组左室射血分数下降约 4%。

【讨论】

VALOR-HCM 研究是首个观察 Mavacamten 能否较安慰剂在标准化治疗的基础上进一步降低室间隔减容术 SRT 需求的 RCT 研究。该研究达到了预设的终点，尽管只有 16 周时间，但服药组显著降低了 LVOT 压差，改善了临床症状。但研究也有缺点。一是随访时间太短，只有 16 周时间，期待后续的长期随访结果；二是研究终点不是硬终点，要是入选的 HCM 静息压差要求达到 50mmHg，相对入选会慢一些，短期内能募集这些患者也是不容易的。相对罕见的疾病加上本身没有特别特异的治疗药物，这样的研究已经为临床提供重要的价值。总之，随着越来越多临床证据的积累，Mavacamten 作为首个靶向心肌肌球蛋白治疗 HCM 的一类新药有望成为治疗梗阻性肥厚型心肌病的第一个特异性药物，为 HCM 患者人群带来福音。

（首都医科大学附属北京安贞医院　蒋志丽　高　海）

（三）2022 ACC ADAPT-TAVR 研究：TAVR 术后不需要常规的抗凝治疗

ADAPT-TAVR 试验于 4 月 4 日在 2022 年美国心脏病学会科学年会（ACC）上由韩国首尔牙山医疗中心 Duk-WooPark 博士提出，同时在线发表在 *Circulation* 杂志上。研究表明，TAVR 术后直接口服抗凝剂依度沙班（Savaysa，第一三共），在亚临床小叶血栓形成或神经认知结局方面与双重抗血小板疗法（DAPT）相比没有优势。

【研究背景】

TAVI 后亚临床小叶血栓形成相对常见，口服抗凝治疗已被证明可以减少血栓形成。然而，目前尚不清楚亚临床小叶血栓形成是否与临床结局有因果关系，以及给予患者抗凝治疗是否会减少脑血栓栓塞和可能与影像学检查结果相关的神经或神经认知功能障碍。其他 DOAC 的试验尚未显示 TAVI 后人群的临床益处，GALILEO 显示对没有口服抗凝适应证的患者，利伐沙班与抗血小板治疗相比减少了瓣叶问题，但增加了死亡或血栓栓塞事件的风险。ATLANTIS 揭示，阿哌沙班并不比标准抗血栓治疗好，无论是否有抗凝治疗的指征。在 ENVISAGE-TAVI AF 中需要口服抗凝治疗的患者中研究了依度沙班，但结果令人失望。

【研究方法】

ADAPT-TAVR 在韩国，中国台湾和中国香港的 5 个中心进行，在没有抗凝指征的患者中研究了依度沙班。该试验纳入了 229 名患者（平均年龄 80.1 岁，41.9% 为男性），他们因有症状的严重主动脉瓣狭窄而成功接受了 TAVR。患者被随机分配到依度沙班 60mg 或 30mg，每日一次或 DAPT 与阿司匹林和氯吡格雷。依度沙班组的大多数患者（61.3%）接受较低剂量，因为他们符合标准剂量减少标准之一（中度 / 重度肾损伤，低体重或同时使用 P- 糖蛋白抑制剂）。患者在 6 个月时接受四维心脏 CT 检查，在基线和 6 个月时接受连续脑部 MRI 和神经认知评估。

【研究结果】

总体而言，STS 的平均得分为 3.3%。两组患者手术和超声心动图特征匹配良好，大多数患者（90%）接受球囊扩张瓣膜。在意向治疗分析中，依度沙班组 6 个月时小叶血栓形成的发生率没有显著降低，但倾向于 DOAC 的差异在每项方案分析中具有重要意义，该分析侧重于对指定治疗具有高依从性的患者（9.1% vs 19.1%，*RR* 0.48；95% *CI* 0.23 ~ 0.99）。各种次要终点未能显示与试验组之间的差异，包括小叶运动等级降低 ≥ 3，脑部 MRI 上新脑病变的存在，数量和体积，以及多个神经认知评估中 6 个月的变化，修订后的 Rankin 量表和蒙特利尔（Montreal）认知评估。研究报道，小叶增厚的严重程度与新发脑病变的程度以及神经认知功能的变化无关。

两个试验组的各种临床和安全终点（包括死亡率、脑卒中、心肌梗死、全身血栓栓塞事件和再住院）的发生率相当。值得注意的是，依度沙班相对于 DAPT 没有增加总体出血（11.7% vs 12.7%；*HR* 0.93；95% *CI* 0.44 ~ 1.96），与先前在 TAVR 后进行的 DOAC 试验形成对比。为了解释这一发现，研究者 Park 指出缺乏统计能力及大多数患者接受较低剂量的依度沙班的事实。

【研究结论】

在接受经导管主动脉瓣置换术（TAVR）的患者中，在手术后 6 个月内接受抗凝剂依度沙班治疗的患者其小叶血栓形成的发生率低于接受双重抗血小板治疗的患者，尽管在 ADAPT–TAVR 研究中差异没有统计学意义。研究中，两组之间新的脑血栓栓塞或神经认知功能没有差异。此外，亚临床小叶血栓形成与脑血栓栓塞和神经系统功能障碍风险增加之间没有显著关系。

【评论】

GALILEO 试验的主要研究人员之一涉及在 TAVR 后使用利伐沙班，表示现在不是放弃在经导管手术后研究 DOAC 的时候。特别是

ADAPT-TAVR 开辟了在瓣膜内皮化，然后停止时使用短期 DOAC 治疗的可能性。在这项研究中，依度沙班的出血没有增加。该试验表明，有可能找到短期 DOAC 治疗安全且可能有益的患者群体。田纳西州 Chattanooga Erlanger 健康系统结构心脏项目主任 Megan Coylewright 医学博士说："通常当研究是阴性结果时，我们会感到失望。在这种情况下，我认为我们很高兴这项研究是阴性的，因为它表明我们不必为了受益而将 TAVR 患者暴露于抗凝治疗中。"该试验有几个局限性，包括开放标签设计，对主要结局使用替代成像结果，以及相对较短的随访期，因此该研究不足以发现临床疗效和安全性结局的任何有意义的差异。

（中国医学科学院阜外医院　曹芳芳）

（四）2022 ACC CLASP-TR 研究：Pascal 装置三尖瓣修复早期安全有效

2022 年美国心脏病学会科学年会（ACC）上报道，CLASP-TR 的 1 年研究结果显示，使用实验性 Pascal 装置（Edwards Lifesciences）进行经导管的三尖瓣修复术使三尖瓣反流（TR）的早期显著减少并改善了生活质量。Kaplan-Meier 的存活率为 88% 似乎是令人鼓舞的。严重症状的 TR，1 年生存率接近 30%，在 1 年内获得耐受性好的结果。

【研究背景】

Pascal 装置（Edwards Lifesciences）用于经皮二尖瓣缘对缘修复术，通过导管穿过房间隔进入二尖瓣部位，并在瓣叶间放入垫片，夹合以缩小瓣口，减少反流。

【研究方法】

CLASPTR 研究是一项前瞻性、单臂、多中心的早期可行性研究，旨在评估 PASCAL 经导管三尖瓣修复系统在 TR 患者中的安全性和有效性。研究入选了伴有临床症状的严重 TR 患者，经心脏病团队评估后接受 PASCAL 经导管三尖瓣修复系统治疗。评估标准包括严重的功能性或退行性 TR；经过优化药物治疗，但仍有临床症状；适于该设备治疗的患者。该研究的可行性终点包括安全性［复合主要不良事件（MAE）发生率］、超声心动图、临床和功能性终点等。随访期限为 30 天、6 个月，1～5 年每年随访一次。

【研究结果】

在所有 65 名患者中，91% 的患者接受了 Pascal 装置，并且在 6 名小叶无法捕获的患者中成功取回了植入物。平均植入时间为 147 分钟，平均停留时间为 2.6 天。在 56 例 30 天评估患者中，70% 的患者达到中度或轻度 TR。在对 36 名 1 年患者的配对分析中，100% 的患者至少改善了一个 TR 等级，75% 的患者至少改善了两个 TR 等级，86% 的患者达到中度或更低级的 TR。Pascal 设备还显著改善了功能和生活质量结果，包括 NYHA Ⅰ级或Ⅱ级患者的 92%，堪萨斯城心肌病调查问卷评分（Kansas City Cardiomyopathy Questionnaire score）的基线增加了 18 分，以及 6 分钟步行距离的 94m 改善。

设备安全性方面，在 1 年结束时，17% 的患者发生了重大不良事件。其中大多数是严重的出血事件，其中 5 次发生在 30 天内，11 次发生在 1 年内。研究者解释说，鉴于心房颤动的高发病率和抗凝治疗在这个虚弱的老年人群中的高使用率，这不足为奇。

在 30 天时有 2 例心血管死亡，1 年内有 5 例心血管死亡，与该装置无关。30 天内 1 例脑卒中，1 年内 3 例脑卒中，没有心肌梗死。一名患者在 1 年后需要重新干预，6 个月时的生存率和心力衰竭再住院率分别为 97% 和 88%，1 年时分别为 88% 和 79%。在对超声心动图数据的配对分析中，对超声心动图多次测量数据的配对分析结果显示，有利于从基线到 1 年时右心室的重塑（RV），包括三尖瓣环直径（4.5cm vs 4.0 cm；$P < 0.001$），RV 舒张末期直径（4.0cm vs 3.5 cm；$P < 0.001$），右心房容积（148.9ml vs 130.6 ml；$P=0.013$），下腔静脉直径（2.5cm vs 2.1cm；$P=0.002$），TR 射流面积（15.1cm^2 vs 6.9cm^2；$P=0.0001$）。

【研究结论】

使用实验性 Pascal 装置（Edwards Lifesciences）进行经导管的三尖瓣修复术使三尖瓣反流（TR）早期显著减少并改善了生活质量，显示 1 年随访期间较好的安全性和有效性。

【讨论】

在 CLASPTR 研究中，TR 反流程度在 1 年随访期间得到持续改善，100% 的患者 TR 降低的程度超过了 1 个级别，75% 的患者超过了 2 个级别，86% 的患者反流程度达到了中度及中度以下。CLASPTR 研究 1 年结果表明，其安全性方面，出血事件、心血管死亡等不良事件的发生率较低；其有效性方面，在 1 年随访时，TR 的反流程度明显改善，且 NYHA 心功能分级、Kansas 心肌病问卷调查和 6 分钟步行试验等评估患者活动耐力的指标也显著改善，提高了 TR 患者的生活质量。CLASPTR 研究还有 2 年、3 年甚至 5 年的随访，我们期待随着时间的推移，PASCAL 经导管三尖瓣修复系统的安全性和有效性依然稳固，从而为 TR 患者的治疗提供更多的依据。

关键的多中心 CLASP Ⅱ TR 正在进行中，在估计 825 例有症状的重度反流患者中，Pascal 装置加最佳药物治疗与 OMT 单独进行比较，具有中度或高手术风险。该研究估计将于 2027 年 3 月完成。

（中国医学科学院阜外医院　曹芳芳）

七、其他研究进展

（一）2022 ACC PROTECT 研究：非心脏手术期间轻度低体温不影响术后心血管事件发生率

2022 ACC 发布了 PROTECT 研究结果：术中低体温（35.5℃）与正常体温（37℃）患者的结局性指标间没有显著性差异，手术患者轻度低体温不影响术后心血管事件发生，提示术中维持患者核心体温不低于 35.5℃即可。

【研究背景】

体温调节性血管收缩是患者对低温的初始自主反应，它会增加全身血管阻力，激活交感神经，提高心率，导致心肌耗氧量增加。过去的专家共识认为，患者术中低体温可能导致心肌损伤，增加失血量和手术部位感染率，提倡术中患者核心体温不低于 36℃。已有研究表明，相对于 36.5℃左右的温度，亚低温（34.5℃）会引起凝血障碍，增加输血、手术部位感染，延迟药物代谢，延长恢复时间和住院时间。目前，围手术期常温通常定义为 36℃的核心（头部和躯干）温度。平均而言，人类的正常体温约为 37℃，而不是普遍认为适合围手术期患者的 36℃。那么，将围手术期患者体温积极升至 37℃是否可改善预后？目前尚不清楚。2022 年 4 月 4 日，《柳叶刀》主刊在线发表了由克利夫兰医学中心 Daniel I. Sessler 教授与北京协和医院黄宇光教授、裴丽坚副教授及吉林大学中日联谊医院李凯副教授等开展的关于术中低体温风险防治的国际多中心研究——PROTECT 研究。

【研究内容】

研究纳入了 2017 年 3 月 27 日至 2021 年 3 月 16 日入组的 5056

例患者，将其按照 1 : 1 原则，随机分配至积极保温组（接受积极升温至目标核心温度 37℃）及常规管理组（在非心脏手术期间将常规体温管理目标设定为 35.5℃）。入选标准包括受试者年龄 ≥ 45 周岁，在全身麻醉下行非心脏大手术，手术时间预计在 2～6 小时，合并至少一个心血管事件危险因素，同时研究排除了透析患者和身体质量指数 > 30kg/m² 的肥胖患者。最终被纳入意向治疗人群中，积极保温组 2507 例，常规管理组 2506 例。在实际手术过程中，研究者将积极保温组患者的终点核心体温维持在（37.1±0.3）℃，保温面积超过体表面积的 1/2；将常规管理组患者的终点核心体温维持在（35.6±0.3）℃。

【研究结果】

研究随访了术后 30 天内患者的情况。积极保温组中有 246 例（9.9%）患者出现至少一种下述结局：心肌损伤、非致死性心脏骤停、死亡。常规保温组中有 239 例（9.6%）患者出现相同情况。两组术后心血管事件复合终点的相对危险度无显著性差异，至少在从非常温和的低温到完全正常体温的 1.5℃ 范围内，没有证据表明任何实质性结果有所不同。而在手术部位感染、围手术期输血及二次住院等次要结局指标上也没有显著性差异。

（首都医科大学附属北京安贞医院　蒋志丽）

（二）2022 ACC CANTOS 试验二次分析：在肾功能受损的心肌梗死后患者中残余炎症风险是心血管疾病复发的重要决定因素

Canakinumab 是一种靶向 IL-1β 的单克隆抗体，CANTOS 研究结果表明 Canakinumab（150 mg）在预防心脏不良事件方面优于安慰剂。CANTOS 研究队列来自 2011 年 4 月至 2017 年 6 月 39 个国家地区的分中心，ACC 2022 会议中，研究者分享了该队列中 9151 例心肌梗死后稳定患者的随访结果分析。

CANTOS 试验的目的是在有心肌梗死病史和高敏 C 反应蛋白（hsCRP）升高的患者中评估 Canakinumab 与安慰剂的比较。心肌梗死后 hsCRP 升高的患者被随机分配到 Canakinumab 50 mg（$n=2170$）、Canakinumab 150mg（$n=2284$）、Canakinumab 300mg（$n=2263$）及安慰剂组（$n=3344$）。每 3 个月皮下给药一次。中位随访时间 3.7 年，平均患者年龄 61 岁，女性比例 26%，糖尿病患者百分比 40%，中位低密度脂蛋白胆固醇 82mg/dl。

主要终点是心血管死亡、心肌梗死或卒中的发生率。主要终点发生率：50m 组为 4.11/100 人 – 年，150mg 组为 3.86/100 人 – 年，300mg 组为 3.90/100 人 – 年，安慰剂组 4.50/100 人 – 年（150mg 组 vs 安慰剂组 $P=0.02$；其他比较不显著）。糖尿病患者［风险比（HR）0.85，95% 置信区间（CI）0.70～1.03］、糖耐量异常患者（HR 0.86，95% CI 0.70～1.06）和血糖正常者（HR 0.81，95% CI 0.49～1.35）。

次要终点：与安慰剂相比 hsCRP 从基线降低，50mg 组增加 26%，150mg 组增加 37%，300mg 组增加 41%（与安慰剂的所有比较 $P<0.001$）。致命感染或败血症，联合 Canakinumab 组为 0.31/100 人 – 年，安慰剂组为 0.18/100 人 – 年（$P=0.02$）。糖尿病事件 4 个治疗组相似。

关于 hsCRP 减少与事件减少之间关系的二次分析结果，在随机分配至 Canakinumab 且治疗中 hsCRP $P<2mg/L$ 的患者中，主要不良心脏事件减少（HR 0.75，95% CI 0.66～0.85，$P<0.0001$），而治疗中 hsCRP $\geq 2mg/L$ 的患者没有获益（HR 0.90，95% CI 0.79～1.02，$P=0.11$）。总心血管事件（定义为心血管死亡、心肌梗死、卒中和冠状动脉血运重建）在 50mg 组为 8.4/100 人 – 年、150mg 组 8.3/100 人 – 年、300mg 组 8.2/100 人 – 年，安慰剂组 10.4/100 人 – 年相比（分别与安慰剂对比，50 mg 组 $P=0.004$，150mg 组 $P=0.002$，300mg 组，$P=0.001$）。

在慢性肾脏病子研究中，对于估计肾小球滤过率（eGFR）$< 60ml/（min\cdot1.73m^2）$ 的患者，Canakinumab 与安慰剂相比与

主要不良血管事件的减少相关（*HR* 0.82，95% *CI* 0.68 ～ 1.00，*P*=0.05）。对于估计肾小球滤过率 ≥ 60ml/（min·1.73m^2）的患者，canakinumab 与安慰剂相比也与主要不良血管事件的减少相关（*HR* 0.86，95% *CI* 0.77 ～ 0.97，*P*=0.01）。并且在 hsCR *P* ＜ 2mg/L 的患者中获益最大（*HR* 0.68，95% *CI* 0.53 ～ 0.86，*P*=0.0015）。

在治疗中白细胞介素 6 降低至低于中位数的患者中，Canakinumab 与安慰剂相比，主要不良事件减少了 32%（*P* ＜ 0.0001）。

在有 MI 病史和 hsCRP 升高的患者中，Canakinumab 可有效预防心脏不良事件的中位时间超过 3.7 年。在多重调整阈值后达到显著性的唯一剂量是 150mg 组。Canakinumab 与糖尿病发病率的降低无关。Canakinumab 在剂量反应关系中有效降低 hsCRP。Canakinumab 在慢性肾病患者中有效，尤其是那些 hsCRP 降低幅度最大的患者。所以残余炎症风险是复发性心血管风险的重要决定因素。Canakinumab 减少的 hsCRP 量可能为预测这种药物的临床反应提供了一种机制。

（首都医科大学附属北京安贞医院　师树田
首都医科大学附属北京天坛医院　曹晓菁）

（三）2022 ACC SCORED 研究：索格列净显著减低 MACE 风险

2022ACC 发布了 SCORED 研究最新亚组分析结果，进一步充实了研究中的 SGLT1 和 SGLT2 抑制剂索格列净对 2 型糖尿病、慢性肾病和心血管疾病高风险患者的主要心血管不良事件的有效作用。

【研究背景】

钠 - 葡萄糖协同转运蛋白 2 抑制剂（SGLT2i）具有非常明确地降低糖尿病或非糖尿病患者的心血管结局、肾脏结局事件，其卓越的改善心力衰竭患者症状和预后作用揭开了临床心力衰竭药物治疗新篇章。其积极的肾脏保护作用不仅体现在糖尿病患者中，非糖尿病肾病患者也同样获益，因此，在慢性肾病患者中，SGLT2i 的治疗价值同样备受瞩目。索格列净是一种对 SGLT1 和 SLGT2 有双重抑制作用的药物，对 SGLT1 的抑制是抑制消化道葡萄糖和半乳糖的吸收，对 SLGT2 的抑制则是减少肾小管对葡萄糖的重吸收。兼有 SGLT1 和 SLGT2 双重抑制作用的索格列净，能否获得和其他 SGLT2i 相似的心、肾获益？抑或带来更多的心血管保护作用？2021 年发表的 SCORED 研究评估了在糖尿病合并慢性肾脏病患者中索格列净对心血管事件的影响，包括心血管死亡、心力衰竭住院或紧急就诊的影响。与安慰剂相比，索格列净治疗减少心血管事件 26%。但索格列净组和安慰剂组心血管死亡（次要终点）、全因死亡和肾脏复合事件都无显著差异。

【研究内容】

SCORED 研究纳入了 10 584 例患者，双盲、随机分入索格列净组（200mg/d）或安慰剂组，随访 16 个月，索格列净组主要复合终点事件（心血管死亡、因心力衰竭住院或因心力衰竭急诊就诊）发生率较安慰剂组下降 26%（分别为 5.6/100 患者 – 年和 7.5/100 患者 – 年，HR 0.74，95%CI 0.63 ～ 0.88，$P < 0.001$），每治疗 54 例患者，能避免一例事件发生。索格列净对另一主要复合终点事件（首次心血管死亡、非致死性心梗或非致死性脑梗）发生率较安慰剂下降 23%（95%CI 0.65 ～ 0.91，P=0.002），且这种获益在治疗第 94 天即可体现。但索格列净组和安慰剂组心血管死亡（次要终点）、全因死亡和肾脏复合事件都无显著差异。

SCORED 研究最新亚组分析发现，在 5144 名有心血管疾病（CVD）病史的随机患者中，索格列净治疗的中位数为 16 个月，与安慰剂相比，索格列净组致死或非致死性心肌梗死（HR 0.68，95%CI 0.52 ～ 0.89，P=0.004）、致死或非致死性卒中（HR 0.66，95%CI 0.48 ～ 0.91，P=0.012）都较安慰剂组显著下降，总主要心血管不良事件（MACE）的综合发生率显著降低了 21%〔包括心血管死亡、非致死性心肌梗死（MACE）的首次和复发发作以及非致死性卒中〕。

【讨论】

既往 SGLT2i 研究中，不同的 SGLT2i 都体现了一致性的对肾脏结局的有益作用。兼有 SGLT1 和 SGLT2 抑制作用的索格列净，能显著降低糖尿病合并中度肾功能受损患者的复合心血管事件和因心力衰竭住院和急诊就诊率，还能显著降低心肌梗死和卒中发生率。但 SCORED 研究中，索格列净和安慰剂相比，肾脏复合终点发生率无显著差异。分析其原因，很重要的一点是 SCORED 研究随访时间严重不足。SCORED 研究预设为一项事件驱动型结局事件研究，但在研究 1 年左右时，因资金局限和 COVID19 的影响，研究不得不提前中止，中位数随访时间为 16 个月，与既往 SGLT2i 2-3 年的研究时长对比，极易得到阴性结果。

其次，SCORED 研究入选的是中度肾功能受损糖尿病患者［eGFR 25～60ml/（min·1.73m^2）］，尿蛋白定量不作为入选标准。而既往肾脏获益的 CREDENCE 研究（达格列净），入选标准为 eGFR 30～90ml/(min·1.73m^2)伴尿白蛋白/肌酐比值＞300～5000mg/g 者，DAPA-CKD 研究（卡格列净）入选标准亦为 eGFR 25～75ml/（min·1.73m^2）伴尿白蛋白/肌酐比值＞200～5000mg/g 者。SCORED 研究患者的基线平均尿白蛋白/肌酐为 74mg/g。因此，达格列净、卡格列净等 SGLT2i 取得的肾脏获益，究竟是直接的肾脏保护作用，还是通过降低蛋白尿来延缓肾功能减退尚不十分明确，而索格列净究竟有无肾脏获益，期待未来能有更长随访事件的研究来回答。

另外，SCORED 研究显示，索格列净的不良事件发生率，尤其是腹泻发生率似较其他 SGLT2i 更高。索格列净的 SGLT1 抑制作用，究竟能带来更多的心血管获益，还是更多的安全性顾虑，仍待进一步的基础和临床研究以明确。

（首都医科大学附属北京安贞医院　蒋志丽）

2022 欧洲心脏病学会科学年会（ESC）概况

首都医科大学附属北京安贞医院　李艳芳

欧洲心脏病学会科学年会（ESC）于 2022 年 8 月 26 日至 29 日在西班牙的巴塞罗那以现场大会的形式举办，并庆祝其 70 岁生日。

会议采用了线上与线下结合的模式，使许多由于某种原因无法现场参会的人员能够随时连网上会。本届大会有 14 000 人现场参会、4200 人在线参会。备受欢迎的热线会议今年增加到 10 次，共包括 36 项临床研究。而去年的热线会议只有 4 次、仅包括 20 项临床研究。

今年的大会主题是心脏成像，整个大会全部致力于心脏成像在诊断、治疗、随访及越来越多的干预治疗中的指导作用。

会议首日公布了 TIME 试验，该研究旨在明确夜间服用抗高血压药物是否比早晨服用能更好地保护心脏。参试者被随机分配至早晨服药组（早晨 6 点至 10 点）和晚上服药组（晚上 8 点至 12 点）。主要终点为首次发生心肌梗死、脑卒中或心血管死亡的时间。次要终点为包括主要终点在内的全因死亡、因充血性心力衰竭住院或死亡。结果表明，无论何时服用降压药物，心脏病发作、卒中和血管性死亡风险均相似，组间比较均无统计学差异。研究结果还提示，高血压患者可以根据自己的血压水平和生活习惯选择服药时间，晚上服药同样有效、安全。

SECURE 试验将阿司匹林、雷米普利和阿托伐他汀组成的单片复方制剂与二级预防中的常规治疗药物进行了比较。由于心血管病患者整体的药物依从性仅有 50%，因此，使用单片复方制剂成为提升依从性的重要手段。复方制剂治疗组含阿司匹林（100mg）、血管紧张素转换酶抑制剂雷米普利（2.5mg、5mg 或 10mg）和阿托伐他汀（20mg 或 40mg），对照组的常规治疗由主治医生自行决定。本研究证明单片复方制剂在近期心肌梗死的老年人中可以提升 10% 左右的依从性，服用 3 年可以降低主要不良心血管事件达 23%。

PERSPECTIVE 试验评估了与缬沙坦相比，沙库巴曲缬沙坦对射血分数降低中间值和射血分数保留的心力衰竭（HFmrEF 和 HFpEF）患者认知功能的影响。心力衰竭患者中有 30% ～ 80% 表现出某种程度的认知功能障碍，因此，与普通人群相比，心力衰竭患者痴呆的风险增加。而沙库巴曲（NEP）是参与 β- 淀粉样蛋白降解的酶类之一，与阿尔茨海默型痴呆相关，因此，有学者担心，在持续使用 NEP 抑制剂期间，脑内 β- 淀粉样蛋白沉积可能导致或加重认知障碍。本结果表明，与缬沙坦相比，沙库巴曲 / 缬沙坦不会影响认知功能，且耐受性良好，可能与大脑中存在的多种酶和其他 β- 淀粉样蛋白清除途径会代偿与 NEP 抑制剂相关的清除减少有关。

丹麦心血管筛查试验 DANCAVAS 研究了 7 种心血管疾病的筛查和治疗是否能够预防死亡和心血管疾病，研究纳入 65 ～ 74 岁的老年男性（$n=46\,526$），以 1 ∶ 2 的比例随机分配到筛查干预组（试验组，$n=16\,736$）和对照组（$n=29\,790$）。筛查方案有心电图门控非对比计算机断层扫描；四肢血压测量；血液生化检测。如发现异常，及时予以治疗，有健康生活指导、药物治疗（阿司匹林 75mg/d，阿托伐他汀 40mg/d，以及抗凝治疗等）和手术治疗。主要终点是全因死亡，次要终点是卒中、心肌梗死、因血管疾病截肢及主动脉夹层和主动脉破裂。结果表明，通过筛查，老年男性的死亡、卒中、心肌梗死的复合事件发生率显著降低。

ADVOR 试验即乙酰唑胺（Diamox）治疗急性失代偿性心力衰竭（HF）的 4 期临床研究：试验由比利时根克奥斯特林堡医院的Wilfried Mullens 医学博士领衔完成，共纳入 519 例急性心力衰竭患者，结果显示，乙酰唑胺对急性失代偿性心力衰竭患者的主要结局有益。服用乙酰唑胺的患者住院时间缩短，生活质量得到改善，而且节省了医疗支出。研究论文同步发表在《新英格兰医学杂志》上。乙酰唑胺为一种碳酸酐酶抑制剂，通过减少近曲小管钠的重吸收而发挥利尿功能。由于乙酰唑胺和速尿等髓袢利尿剂分别作用于肾单位的不同部位，因而具有提高利尿剂效率的互补作用。参试的 519 名患者中，乙酰唑胺组有 42.2%、对照组有 30.5% 的患者在 3 天时成功缓解了循环淤血。乙酰唑胺会帮助更多容量超负荷的急性失代偿性心力衰竭（ADHF）患者无水肿出院。

REVIVED-BCIS2 试验是首次在严重缺血性心肌病患者中观察经皮冠状动脉介入治疗（PCI）与最佳药物治疗（OMT）的对比研究。试验共纳入 LVEF ≤ 35%、冠脉造影适合 PCI 的患者 700 例，其中 347 例被分配到 PCI 组，353 例被分配到 OMT 组。结果表明，在冠状动脉病变较为广泛的严重心力衰竭患者，与 OMT 相比，PCI 并没有减少患者的全因死亡率和再住院率。这一试验结果也提示，随着抗心力衰竭药物的不断研发和指南的不断更新、完善，血运重建较 OMT 的优势明显减弱、甚至不复存在。

ALL-HEART 试验观察了别嘌醇在缺血性心脏病中的治疗作用。流行病学研究表明，高尿酸血症是心血管疾病的独立危险因素，本研究旨在评估别嘌醇是否可以预防患有心脏病但没有临床痛风症状患者的心血管事件。研究共纳入 5721 例患者，其中 2853 例随机进入别嘌醇组，2868 名为常规治疗组。平均随访 4.8 年。参试者平均年龄 72 岁，其中 76% 为男性。主要终点是非致死性心肌梗死、非致死性卒中或心血管死亡，次要终点包括非致死性心肌梗死、非致死性卒中、心血管死亡、全因死亡、急性冠脉综合征（ACS）住院治疗、冠状动脉血运重建、心力衰竭住院及所有心血管疾病住院治疗。结果显示，别嘌醇治疗并不能改善缺血性心脏病患者的主要心血管结局。

DELIVER 研究是 SGLT2 抑制剂达格列静在左室射血分数减低中间值心力衰竭（HFmrEF）和左室射血分数保留心力衰竭（HFpEF）的国际多中心 3 期临床试验，共入选 6263 例 LVEF 超过 40% 的心力衰竭患者，随机接受达格列净 10 mg 或安慰剂治疗。主要终点是心力衰竭恶化（定义为因心力衰竭非计划性住院或因心力衰竭急诊就医）或心血管死亡组成的复合终点。中国有 35 家心脏中心的 310 例心力衰竭患者参试。结果表明，达格列净可降低 HFmrEF 和 HFpEF 患者的心血管死亡或心力衰竭恶化的复合终点事件发生率 18%，降低 HF 恶化风险 21%，而且所有事件的发生率均有不同程度的降低，患者的生活质量得到显著改善，为临床治疗射血分数大于 40% 的心力衰竭患者增添了新的循证证据。

INVICTUS-VKA 试验，在房颤（AF）和风湿性心脏病患者中比较了利伐沙班与标准维生素 K 拮抗剂（主要是华法林）的非劣效性，本研究从 24 个国家招募了 4565 例患者，按 1∶1 随机分配至利伐沙班组（$n=2275$）和 VKA 组（$n=2256$），平均随访时间（±SD）为（3.1±1.2）年。试验结果与预期相反，与 Xa 因子抑制剂利伐沙班相比，维生素 K 拮抗剂（VKA）显著降低了风湿性心脏病、心房颤动患者的缺血性卒中和死亡风险达 25%。研究者认为，两组之间的差异主要由于 VKA 组的死亡风险显著降低，而大出血没有显著增加。因此，VKA 应继续作为风湿性心脏病和心房颤动患者的标准治疗。由于风湿性瓣膜病房颤的血栓形成机制，更需要对凝血级联瀑布的多靶点阻断。华法林具备这一特点，因而对于预防风心病房颤血栓形成的作用可能会更强。

AXIOMATIC-SSP 试验结果表明，双重抗血小板治疗的基础上应用新型抗栓药物 XI 因子抑制剂米尔维仙（BMS/Janssen）在急性缺血性卒中或短暂性脑缺血发作（TIA）患者中取得了较好的结果。XI 因子抑制剂代表了新一代低出血风险抗血栓药物的新希望。既往的研究观察到，与对照组相比，出生时 XI 因子缺乏症的个体缺血性卒中和血栓栓塞的发生率明显降低，但不能抵消脑出血的发生率；此外，还观察到这些患者的自发性出血并不常见。XI 因子是血栓生长的强大驱动因素，但在止血中的作用却不太重要，这为抗栓新药米尔维仙有效治疗血栓，但不会导致出血的优势提供了研发基础。未来，作为疗效和出血风险之间的平衡，米尔维仙 25mg，每日 2 次的剂量，将纳入更大规模的 3 期临床试验。

DAPT 15 个月的研究结果显示，在接受干预的高出血风险（HRB）、持续随访 1 年以上的患者中，短期应用双联抗血小板治疗（DAPT）可降低出血风险，而不增加缺血风险。在 MASTER DAPT 试验中，高出血风险的急性或慢性冠状动脉综合征患者使用生物可降解聚合物西罗莫司洗脱支架进行经皮冠状动脉介入治疗（PCI）。PCI 术后 1 个月未发生缺血和出血事件且坚持使用 DAPT 方案的患者被随机分为短期 DAPT 组（停止 DAPT）和标准 DAPT 组（继续治疗最多 1 年）。DAPT 1 个月对净不良心脏或脑血管事件和主要不良心脏或脑血管事件而言是非劣效性的，并且在 11 个月时与较低的主要或临床相关非主要出血事件相关。

FOURIER-OLE 是对 1600 名参试者为期 5 年的 PCSK9 抑制剂依洛尤单抗 evolocumab 的开放标签扩展研究，共纳入完成 FOURIER 试验的 6635 例患者，并随机分入依洛尤单抗组（3355 例）和安慰剂组（3280 例）。所有参试患者均自行注射依洛尤单抗，每 2 周 140 mg 或每月 420 mg。在 12 周时进行随访，之后每 24 周进行一次随访，包括临床评估和空腹血脂水平检测。研究的主要目的是报告药物的长期安全性和耐受性。主要心血管不良事件由独立临床事件委员会审查。结果表明，长期使用依洛尤单抗能降低 LDL-C 水平，并与 8 年以上不良事件发生率持续降低有关。

FIDELITY 研究是非奈利酮的两项 III 期随机对照临床试验——FIDELIO-DKD 和 FIGARO-DKD 的汇总分析，研究共纳入 13 171 例慢性肾脏疾病（CKD）合并 2 型糖尿病（T2D）的患者，估算的肾小球滤过率（eGFR）≥ 25ml/（min·1.73m^2），尿白蛋白 / 肌酐比（UACR）≥ 30mg/g，血钾 ≤ 4.8mmol/L，且接受最大化肾素 - 血管紧张素系统抑制剂（RASi）治疗，按 1：1 随机分为非奈利酮组（每天 10 ～ 20mg，n=6519）或安慰剂组（n=6507）。中位随访 3.0 年。疗效终点为肾脏复合终点（首次发生肾衰竭、eGFR 较基线降低 ≥ 57% 且持续至少 4 周，或肾性相关死亡事件），以及心血管复合终点（心血管死亡、非致命性 MI、非致命性卒中或心力衰竭住院事件）。FIDELTY 试验结果表明，与安慰剂相比，非奈利酮可显著降低慢性肾脏病（CKD）合并 2 型糖尿病（T2D）患者的心源性猝死、全因死亡和心血管死亡风险，而且不受基线估算的肾小球滤过率和尿白蛋白 / 肌酐比值影响。

本届 ESC 发布了 COVID–PACT 试验结果，与标准剂量抗凝相比，在病情危重的 COVID–19 患者，全剂量抗凝治疗能够降低静脉和动脉血栓并发症达 44%，而加入氯吡格雷抗血小板治疗并没有提供进一步的保护。

大会还公布了来自丹麦有关新型冠状病毒疫苗的对照研究，结果表明，接受两剂 COVID mRNA（新型冠状病毒 mRNA）疫苗的心力衰竭患者在 90 天内发生病情恶化、静脉血栓栓塞或心肌炎的可能性不高于未接种疫苗的对照患者。此外，在接受第二剂疫苗注射后的 90 天内，与未接种疫苗的患者相比，接种疫苗者 90 天的全因死亡率降低。本研究结果提示全球的医务工作者，应该促进和推动心力衰竭患者的新冠疫苗接种，以减少死亡风险。

本届大会公布了 4 项指南，分别是室性心律失常患者管理和心源性猝死预防指南、心脏肿瘤学指南、肺动脉高压诊断和治疗指南及非心脏手术患者心血管评估和管理指南。

室性心律失常患者管理和心源性猝死预防指南要求在商场、体育场和火车站等公共场所安装更多的自动体外除颤器（AED）。在西方国家，由于 75% ～ 80% 的心源性猝死源自冠状动脉疾病，因此，采取有利于心脏的健康生活习惯，如不吸烟，摄入营养饮食，减重，锻炼和减轻压力，避免冠状动脉斑块形成和血栓形成，可以降低猝死风险。

心脏肿瘤学指南旨在减少抗癌治疗对心脏产生的不良作用，使患者能够安全地接受包括化疗、放疗、靶向治疗和免疫治疗在内的抗癌治疗，避免由此引起心血管疾病。抗癌治疗成功延长了许多癌症患者的生存期，但也有越来越多的人因抗癌治疗而导致心脏损害。

因此，可以根据基线风险、癌症治疗特点、治疗持续时间和剂量，以及有无预先存在的心脏病等，为每位癌症患者量身定制抗癌治疗期的心脏监测频率，以及在癌症治疗期间是否应用心脏保护药物等。癌症治疗期间心脏健康的保护和监测是指南的关键部分。应教育患者识别潜在的风险因素及减少这些风险的措施。

肺动脉高压诊断和治疗指南建议在社区中尽早发现肺动脉高压并加快转诊高危或病情复杂的患者。肺动脉高压与预期寿命明显缩短有关。最近的研究表明，即使是中度升高的肺动脉压力或肺血管阻力也与死亡率增加相关。新版指南根据病因将肺动脉高压分为五大类：①肺动脉高压（PAH），明确的肺血管疾病；②与左心相关的肺动脉高压；③与慢性肺病相关的肺动脉高压；④肺部反复出现血栓引起的慢性血栓栓塞性肺动脉高压（CTEPH）；⑤原因不明和（或）多因素导致的肺动脉高压。

该指南涵盖了肺动脉高压的整个范围，重点是诊断和治疗 PAH 和 CTEPH。对于 PAH，早期诊断和开始治疗是关键。

非心脏手术患者心血管评估和管理指南建议在中危或高危患者非心脏手术前，对包括看似健康的 65 岁以上人群应该进行心脏检查。据估计，全世界每年有超过 3 亿人接受大型手术，其中约 85% 是非心脏手术。在欧洲，由于非心脏手术，每年至少有 66 万例患者出现心血管并发症。指南制定的目的是预防包括心肌梗死、支架内血栓形成（血栓）、心律失常、肺栓塞、卒中和死亡在内的心血管并发症。指南建议，至少在手术前 4 周戒烟，控制高血压、血脂异常和糖尿病。关注患者是否存在贫血（如果存在应在术前进行治疗），如果患者术前正在服用血液稀释剂等药物，医生必须告知是否暂停或继续服用。这些措施对保障手术安全、预防不良事件至关重要。

本届大会内容丰富、精彩纷呈，多项新的临床试验结果和四项新的临床指南将给全球的医务工作者带来新理念，推动心血管领域的基础和临床研究不断前行、不断创新，对未来的临床实践具有重要的指导作用。

一、高血压研究进展

2022 ESC TIME 研究：降压治疗不争朝夕

2022 年 8 月 26 日，在 ESC 年会上发布了 TIME 研究结果，经过 5 年随访发现，高血压患者早上服用降压药物或晚上服用降压药物对其心血管事件发生率无影响。

【研究背景与目的】

夜间血压一直被认为是比白天血压更好的心血管预后预测指标，既往有研究表明，相比于早晨服用降压药物，晚上服药在更大程度上降低了夜间血压，并且可能使单纯高血压、伴有肾脏疾病的高血压及伴有糖尿病的高血压患者获益。

【研究方法】

TIME 研究是一项前瞻性、随机、开放标签、终点单盲设计的临床对照试验。纳入患者被随机分配至两个给药期，白天给药组（6：00 至 10：00 服药）和晚上给药组（20：00 至 24：00 服药）。主要复合终点为研究期间首次发生心肌梗死、卒中或心血管死亡的时间。次要终点为首次发生心肌梗死、卒中、心血管死亡、全因死亡、因充血性心力衰竭住院或死亡。

【研究结果】

试验共纳入 21 104 名高血压患者，平均年龄为 65 岁，14% 患有糖尿病，4% 有吸烟史，13% 有心脏问题，基线平均血压为 135/79mmHg。随机分为晚上给药组（n=10 503）和白天给药组（n=10 601）。中位随访时间为 5.2 年，一些患者的研究时间超过了 9 年。

晚上给药组的 362 名（3.4%）参与者（0.69/100 人年）和早上给药组（0.72/ 人年）的 390 名参与者（3.7%）发生了主要终点事件，

未调整的风险比为 0.95（95%*CI* 0.83 ～ 1.10；*P*=0.53）。夜间给药无跌倒或其他不良影响。白天给药可能更容易出现头晕。两组患者骨折发生率和因骨折住院率相同。

【研究结论】

对于高血压患者，与早上给药相比，晚上给药并没有降低因非致死性心肌梗死、非致死性卒中或血管性死亡而住院的主要复合终点发生率。鉴于此，患者可在早晨或晚上服用降压药物。

【评论】

什么时候服用降压药物最好？ TIME 研究给出了答案——都可以。TIME 研究并没有依据血压的昼夜节律对患者进行分类，对反杓型的夜间高血压患者亚组，白天服药与夜间服药是否能得到类似结果，有待进一步探讨。该研究给我们的提示是，患者可以按照自己的习惯长期服用降压药物，早晚不重要，依从性最重要！

（唐山工人医院　高夏青

航空总医院　彭余波）

二、冠心病研究进展

（一）2022 ESC Dan-NICAD 2 研究：心脏磁共振 与正电子发射断层扫描对于鉴别冠脉 CTA 可疑 冠心病患者具有同样的准确性

2022 年 8 月 28 日，在 ESC 2022 大会 Hot Line 专场上公布的最新 Dan-NICAD 2 研究发现：在冠状动脉 CT 血管造影（CCTA）不能排除冠状动脉疾病（CAD）的患者中，心脏磁共振（CMR）成像和正电子发射断层扫描（PET）具有相当的准确性，均具有高特异性，但敏感性低。

【研究背景】

冠状动脉 CTA 是筛查冠心病患者的首选无创检查手段，但由于冠状动脉 CTA 的阳性预测价值相对较差，因此可能需要进行不必要的冠脉造影。目前指南建议，对于冠状动脉 CTA 阳性的冠心病疑似患者可首先进行心肌关注显像（MPI）等功能学检查。Dan-NICAD 2 试验使用冠脉造影及 FFR（ICA-FFR）作为参考，比较了心脏磁共振（CMR）和铷 -82 正电子发射断层扫描（Rb-PET）对冠状动脉 CTA 疑似阻塞性冠脉狭窄患者的诊断性能。

【研究内容】

研究纳入了 1732 例因疑似冠心病而接受冠状动脉 CTA 的患者。通过冠状动脉 CTA 筛选出疑似冠状动脉中度以上狭窄（定义为直径 > 50% 的狭窄）的患者，随机接受心脏磁共振（CMR）或 铷 -82 正电子发射断层扫描（Rb-PET），所有患者最后均接受 ICA/FFR 作为参照的金标准。

【研究结果】

所有入选患者平均年龄为 59 岁，57% 为男性，最后共有 445 例患者（26%）显示存在疑似中度以上的狭窄病变，其中 372 例患者完成了 CMR 和 RbPET 并纳入分析。在 ICA–FFR 期间，164/372（44.1%）患者发现血流动力学改变的阻塞性冠状动脉疾病。

对 CMR 和 RbPET 的敏感性分别为 59%（95%CI 51% ～ 67%）和 64%（95%CI 56% ～ 71%），P=0.21；特异性分别为 84%（95%CI 78% ～ 89%）和 89%（95%CI 84% ～ 93%），P=0.08。两种技术的阳性（PPV）和阴性（NPV）预测值相似：CMR 的 PPV 为 76%，Rb–PET 为 79%，CMR 的 NPV 为 73%，Rb–PET 为 75%。

与 CMR 相比，Rb–PET 的总体准确度略高（分别为 78% 和 73%；P=0.03）。与 CMR 相比，Rb–PET 将更多高危患者（左主干或三支血管疾病）准确归类为异常：Rb–PET 30/31（96.8%），CMR 24/31（77.4%）；P=0.03。两种方法对直径＞ 70% 的严重狭窄均有很高的敏感性：CMR 83%（95%CI 72% ～ 91%），Rb–PET 89%（95%CI 79% ～ 95%）。

【讨论】

研究者 Bottcher 教授说："不到一半（44%）的冠状动脉 CTA 检测疑似冠心病的患者通过 ICA–FFR 确诊为阻塞性冠心病。CMR 和 PET 检查对预测 FFR 结果具有相对中等的敏感性和高度特异性，因此灌注试验方法似乎是安全的，因为几乎所有患有严重疾病的患者（高度狭窄，左主干和三支血管疾病）均被诊断。但是，预测低 FFR 的适度敏感性意味着这些先进的灌注结果与侵入性 FFR 之间经常存在差异。"他总结说："冠状动脉 CTA 的准确性需要提高，以便更多无梗阻性 CAD 的患者避免进一步的检查，这可以通过更好的 CT 成像质量及更先进的成像分析（如无创 FFR 检测和光子计数系统）来实现。同时也可以改进灌注技术，例如，通过使用 CMR 或 15O–waterPET 成像系统对灌注进行定量测量。"

本研究也存在的一些局限性：Rb–PET 和 CMR 的诊断性能取决

于异常的定义，研究的结果仅适用于冠状动脉 CTA 异常的稳定型胸痛患者。

（首都医科大学附属北京安贞医院　蒋志丽）

（二）2022 ESC PACIFIC-AMI 研究：急性心肌梗死后患者使用Ⅺa 因子更安全

2022 年 8 月 28 日，在 ESC 年会上发布了 PACIFIC-AMI 研究结果：与安慰剂相比，在接受冠状动脉介入治疗（PCI）的 AMI 的患者，DAPT 加用任何研究剂量的阿森德仙（Asundexian，Ⅺa 因子抑制）均不增加出血风险。

【研究背景与目的】

口服Ⅺa 因子（FⅪa）抑制剂可调节凝血，以防止血栓栓塞事件，而不会显著增加出血。该研究探讨了口服 FⅪa 抑制剂 Asundexian 在急性心肌梗死（MI）后二级预防中的药效学，安全性和有效性。

【研究方法】

在这项双盲、安慰剂对照的 2 期剂量范围试验中，共纳入 1601 名近期急性心肌梗死患者，患者在确诊 MI 后接受阿司匹林加 P2Y12 抑制剂双重抗血小板治疗，在 5 天被内随机分配到口服 Asundexian 10mg、20mg、50 mg 或安慰剂组，每日 1 次，持续 6～12 个月。在 4 周时评估 Asundexian 对Ⅺa 因子的抑制情况。预定的主要安全性结局是两组间（Asundexian 所有剂量组与安慰剂组）2 型、3 型或 5 型出血（由出血学术研究联合会 BARC 定义）的发生率。预定的有效性结局是两组间（Asundexian 20mg、50 mg 剂量组与安慰剂组）包括心血管死亡、心肌梗死、卒中或支架内血栓形成在内的复合终点发生率。

【研究结果】

纳入患者中位年龄为 68 岁，女性患者占 23%，ST 段抬高型心肌梗死患者占 51%，阿司匹林加替格瑞洛或普拉格雷治疗患者占 80%，在随机化前接受经皮冠状动脉介入治疗患者占 99%。Asundexian 引起的 F Ⅺ a 活性抑制与剂量相关，50mg 的 Asundexian 抑制＞90% 的 F Ⅺ a 活性。在 368 天的中位随访中，主要安全性结局在 Asundexian 10mg 组、Asundexian 20mg 组、Asundexian 50mg 组和安慰剂组发生率分别为 30 例（7.6%）、32 例（8.1%）、42 例（10.5%）和 36 例（9.0%）（asundexian 各剂量组 vs 安慰剂组：*HR* 0.98，90%*CI* 0.71～1.35）。疗效性结果在 Asundexian 10mg 组、Asundexian 20mg 组、Asundexian 50mg 组和安慰剂组发生率分别为 27（6.8%）、24（6.0%）、22（5.5%）和 22（5.5%）（Asundexian 各剂量组 vs 安慰剂组：*HR* 1.05，90%*CI* 0.69～1.61）。

【研究结论】

近期急性心肌梗死患者，在阿司匹林加 P2Y12 抑制剂双抗基础上加用 3 种不同剂量（10mg、20mg 和 50mg）的 Asundexian 时，可产生剂量依赖性、近乎完全的 FXIa 抑制作用，显著降低缺血事件发生率的同时并不增加出血风险。

【评论】

既往也有研究评估抗血小板治疗联合抗凝治疗的效果，结果往往提示双抗加抗凝治疗可以减少心血管事件发生率，但同时增加出血风险。抑制 XI 因子可预防病理性血栓形成，同时不干扰生理止血。PACIFIC-AMI 试验结果表明：尽管置信区间很宽，但令人欣慰的是，在使用强效 DAPT 治疗的基础上加用 Asundexian 不会增加出血风险。这些结果需要在 Ⅲ 期随机试验中进行充分验证。期待最终结果为：Asundexian 能够在不增加出血风险的情况下减少心血管事件发生率。

（唐山工人医院　高夏青）

（三）2022 ESCPRE[18]FFIR 研究：[18]F 氟化钠 PET-CT 技术可预测未来心肌梗死或心血管死亡的风险

2022ESC 发布的 PRE[18]FFIR 研究显示，应用正电子发射断层扫描（PET）示踪剂 [18]F 氟化钠作为冠状动脉斑块易损性的标记，评估近期心肌梗死患者冠状动脉斑块活性增加并不能预测所有冠状动脉事件，但可以预测全因死亡率和心血管死亡或非致命性心肌梗死。

【研究背景】

动脉粥样硬化斑块的形成是一个逐渐发展的过程。不稳定斑块包括形成薄纤维帽动脉粥样硬化和钙化结节，两者均与破裂或侵蚀风险和冠状动脉事件相关。目前大多数对不稳定斑块的成像研究都依赖于如血管内超声（IVUS）或光学相干断层扫描（OCT）结合近红外光谱（NIRS），这些方法都是有创操作，需要血管内导线和导管，具有一定的风险，应用受限。冠状动脉 CTA 上的微钙化（也称为斑点钙化）是动脉粥样硬化的早期标志，可代表活动性炎症，是高风险斑块特征，但是不能准确识别动脉粥样硬化斑块的活性。

^{18}F 氟化钠 PET 是一种新型非侵入性检查技术，广泛应用于肿瘤诊断，而后一系列研究发现作为放射性示踪剂的 ^{18}F 氟化钠能够与冠状动脉微钙化结合，可用于识别高危斑块。本研究采用 ^{18}F 氟化钠 PET 以评估冠状动脉微钙化活性（CMA）寻找高危斑块，同时联合冠状动脉 CTA 重建冠状动脉树以定位斑块在冠状动脉上的位置。

【研究方法】

PRE^{18}FFIR 研究是一项国际、多中心、前瞻性队列研究，于 4 个国家的 9 个中心实施。研究共纳入 704 名患者，均为近期心肌梗死（21 天以内）且合并多支冠脉病变的患者，其平均年龄为 64 岁，男性占 85%。所有受试者接受 ^{18}F 氟化钠 PET 及冠状动脉 CTA 检查，同时冠状动脉微钙化活性（CMA）评估由独立核心实验室完成。该研究一开始实施时定义的主要终点为心源性死亡或非致死性心肌梗死，而后在研究实施过程中考虑事件率低，在主要终点中增加了非计划性冠状动脉血运重建。所有患者中位随访时间为 4 年，其中最短为 2 年。

【研究结果】

高斑块活性组和低斑块活性组分别有 51（18%）位和 90（21%）位患者出现主要复合终点事件，两组间无统计学差异。研究者考虑到这可能与非计划性冠状动脉血运重建有关。进一步分析显示，冠状动脉斑块活性与全因死亡及原定的主要终点（即心源性死亡或非致死性心肌梗死）有关。高斑块活性组患者出现心源性死亡或非致死性心肌梗死风险为低斑块活性组患者的 1.82 倍（风险比 =1.82，95%CI 1.07 ～ 3.10，P=0.03），高斑块活性组患者出现全因死亡风险为低斑块活性组患者的 2.43 倍（风险比 =2.43，95%CI 1.15 ～ 5.12，P=0.02）。因此考虑 [18]F 氟化钠 PET 联合冠状动脉 CTA 评估 CMA，可预测心血管死亡或心肌梗死的发生。

【讨论】

[18]F 氟化钠 PET-CT 无创显示冠状动脉斑块炎症是一种全新技术，与 CT 扫描上的钙化积分不同，它结合冠状动脉内的钙化，可以在体外识别活动性病变区域，反映斑块本身的活动。应用这种技术，可以帮助临床对患者进行个体化治疗，最大限度地利用药物治疗来控制动脉粥样硬化的进展。将来还有望应用这种技术对所有心肌梗死后患者进行风险分层。但与炎症一样，钙化是一个多方面的过程，与破裂风险之间的关系很复杂，正如研究者强调的"它提示的是患者的风险，而不是斑块风险"，因此 [18]F 氟化钠可能不是冠状动脉疾病风险分层的最佳示踪剂。另外，斑块侵蚀在急性冠状动脉综合征中发挥着越来越重要的作用，而钙化在斑块侵蚀中的作用并不太明确，因此不清楚 [18]F 氟化钠 PET-CT 技术在评估斑块侵蚀中的价值。这也可能是 PRE[18]FFIR 研究的主要终点事件没有明显差异的原因之一。最后，[18]F 氟化钠 PET-CT 技术带来的辐射暴露可能也是一个令人担忧的问题。

（首都医科大学附属北京安贞医院　蒋志丽）

（四）2022 ESC FRAME-AMI 研究：AMI 伴多支血管病变的患者 FFR vs 血管造影指导下经皮冠状动脉介入治疗比较

2022 年 8 月 28 日在 ESC 2022 大会 Hot Line 专场上公布的一项

最新研究显示，在急性心肌梗死合并多血管疾病患者中，选择非梗死相关动脉（IRA）病变进行血流储备分数（FFR）干预优于常规血管造影。

【研究背景】

多项研究表明，在 ST 段抬高型心肌梗死（AMI）和多支血管疾病（MVD）患者中，完全血运重建（CR）优于单纯经皮冠状动脉介入治疗（PCI）。然而，选择非罪犯 PCI 目标的最佳策略尚未明确。

【研究目的】

在 AMI 并多血管疾病患者中，对于非梗死相关动脉（IRA）病变进行血流储备分数（FFR）指导下介入治疗和常规血管造影指导下介入治疗进行对照研究。

【研究内容】

FRAME-AMI 是在韩国 14 个地点进行的一项由研究者发起的开放标签试验。该试验将已成功接受 IRAPCI 的急性心肌梗死合并多支冠状动脉疾病患者随机分配至接受 FFR 引导下的非 IRAPCI 或血管造影引导下的非 IRAPCI。两组患者均被建议在手术过程中进行完全血运重建。在住院期间的阶段性手术允许医生自行决定。主要终点是全因死亡、心肌梗死或重复血运重建的复合。

【研究结果】

在 2016 年 8 月至 2020 年 12 月期间，共有 562 例患者接受随机分组。平均年龄 63 岁，16% 为女性。337 例（60.0%）患者在成功治疗 IRA 后立即行 PCI 治疗，225 例（40.0%）患者在同一住院期间分期治疗非 IRA 病变。中位随访时间为 3.5 年（四分位距 2.7 ～ 4.1 年），FFR 组 284 例患者中有 18 例出现主要终点，血管造影组 278 例患者中有 40 例出现主要终点（4 年 Kaplan-Meier 分析的事件发生率：7.4% vs 19.7%；HR 0.43，95%CI 0.25 ～ 0.75；P=0.003）。

FFR 组的死亡发生率显著低于血管造影组，分别有 5 例和 16 例患者（4 年 Kaplan-Meier 分析的事件发生率：2.1% vs 8.5%；HR 0.30，95%CI 0.11 ～ 0.83；P=0.020）。FFR 组的心肌梗死发生率也

显著低于血管造影组，分别有 7 例和 21 例患者（4 年 Kaplan–Meier 分析的事件发生率：2.5% vs 8.9%；*HR* 0.32，95%*CI* 0.13 ~ 0.75；*P*=0.009）。FFR 组 10 例患者进行了非计划血运重建，而血管造影组为 16 例，两组无显著差异（4 年 Kaplan–Meier 分析的事件发生率：4.3% vs 9.0%；*HR* 0.61，95%*CI* 0.28 ~ 1.34；*P*=0.216）。

在急性心肌梗死合并多支冠状动脉疾病患者中，根据 FFR 选择非 IRA 病变进行经皮冠状动脉介入治疗（PCI），在死亡、心肌梗死或重复血运重建的风险方面优于根据血管造影直径狭窄程度选择非 IRA 病变。

【讨论】

既往的荟萃分析发现，与血管造影引导或血流储备分数（FFR）引导的 CR 策略相比，仅罪犯 PCI 与主要不良心脏事件（MACE）的风险较高相关。然而，血管造影引导和 FFR 引导的 CR 策略在 MACE 风险及其各个组成部分［包括全因死亡、心源性死亡、心肌梗死（MI）和血运重建］方面没有显著差异。这些证据支持血管造影指导和 FFR 指导的完全血运重建策略都是 STEMI 和 MVD 患者的合理治疗选择。如果非罪犯病变在视觉评估中很严重，可以考虑血管造影引导的 PCI。如果非罪犯病变的严重程度中等或基于视觉评估不清楚，则 FFR 引导的策略可以用作可靠和客观的工具，与血管造影引导的策略相比，可使用更少的支架带来相似的获益。一些随机试验发现，与仅对 IRA 病变行 PCI 相比，对 ST 段抬高心肌梗死（STEMI）患者进行非 IRA 病变的 PCI 以进行完全血运重建可改善临床结果。目前 ESC 指南建议，在多支血管病变的 STEMI 患者中，应在初次手术期间或出院前考虑对非 IRA 病变进行血运重建。然而，选择非 IRAPCI 目标的最佳策略尚未明确。因此，FRAME-AMI 试验比较了 FFR 引导的 PCI 与血管造影引导的 PCI 在急性心肌梗死合并多支血管疾病患者中对非 IRA 病变的影响。FRAME-AMI 试验研究者 Hahn 教授提到："无论心肌梗死的类型（STEMI 还是非 STEMI），FFR 指导下 PCI 对主要终点的益处是一致的。指南不太可能仅仅基于我们的试验结果而改变，但在临床实践中，介入心脏病专家可能选择采用 FFR 指导的急性心肌梗死合并多血管疾病患者的决策。"

（首都医科大学附属北京安贞医院　蒋志丽）

（五）2022 ESC ALL-HEART 研究：别嘌醇 不改善缺血性心肌病心血管结局

2022 年 8 月 27 日，在 ESC 会上发布了 ALL-HEART 研究结果：痛风药物别嘌醇不能减少缺血性心脏病患者心血管事件发生。因此，别嘌醇不应被推荐用于缺血性心脏病患者的二级预防。ALL-HEART 是一项大型前瞻性随机试验，为别嘌醇在这些患者中的应用提供了强有力的证据。

【研究背景与目的】

别嘌醇是一种黄嘌呤氧化酶抑制剂，不仅可以降低血清尿酸水平，还可以减轻氧化应激反应，常规被推荐用于治疗痛风。血清尿酸水平对心血管事件的影响目前存在争议。一些小型观察性研究提示血尿酸水平可能影响血压、内皮功能、左心室肥厚或颈动脉内膜中层厚度。Mackenzie 等的研究表明，血尿酸水平可能影响冠心病患者胸痛发作时间和运动耐量。迄今为止，还没有大型前瞻性随机试验去探讨别嘌醇是否影响缺血性心肌病患者主要心血管事件发生率。本研究旨在阐述别嘌醇是否可以改善缺血性心脏病患者的预后。

【研究方法】

ALL-HEART 是一项多中心、盲终点、开放标签、随机、前瞻性试验，无痛风病史的缺血性心脏病患者 1∶1 随机接受别嘌醇 600mg 每日或常规治疗。6 周之后，大多数患者接受远程随访，平均随访时间为 4.8 年。

纳入标准：60 岁及 60 岁以上的缺血性心脏病患者（包括心肌梗死、心绞痛或其他缺血性心脏病）。

排除标准：痛风病史；重度肾功能不全（eGFR < 30ml/（min·

1.73m²）；中重度心力衰竭（NYHA Ⅲ～Ⅳ级）；严重的肝脏疾病；正在接受降尿酸治疗；正在接受硫唑嘌呤、巯基嘌呤、环孢素等治疗；别嘌醇过敏史；既往对任何药物的皮肤严重不良反应；目前正在参加另一项临床试验（或在过去3个月内参加）；近5年恶性肿瘤病史（非转移性、非黑色素瘤皮肤癌、宫颈原位癌、乳腺导管原位癌和前列腺癌1期除外）。

主要研究终点：非致死性心肌梗死、非致死性卒中或心血管死亡的复合终点。

次要研究终点：非致死性心肌梗死、非致死性卒中、心血管死亡、全因死亡率、急性冠脉综合征（ACS）住院治疗、冠状动脉血运重建、ACS住院治疗或冠状动脉血运重建、心力衰竭住院及所有心血管疾病住院治疗。

【研究结果】

随访期间，别嘌醇组有258名（9.0%）受试者、常规治疗组有76名（2.6%）受试者退出随访。直至试验结束时，别嘌醇组57.4%的患者选择终止治疗。

随访至第6周时，别嘌醇组平均血尿酸水平由基线0.34mmol/L降至0.18mmol/L，提示别嘌醇治疗可显著降低血尿酸水平。

别嘌醇组和对照组相比，非致死性心肌梗死、非致死性卒中及心血管死亡的复合主要终点发生率无显著统计学差异。风险比（HR）为1.04（95%CI 0.89～1.21；P=0.65）。两组患者的非致死性心肌梗死、非致死性卒中、心血管死亡及全因死亡发生率均无显著统计学差异。就安全性来说，两组患者严重不良反应发生率无显著统计学差异，且未出现致命性治疗相关严重不良事件。

【研究结论】

别嘌醇治疗不改善缺血性心脏病（非痛风）患者的心血管结局。

【评论】

尽管已有明确而令人信服的证据表明，氧化应激与动脉粥样硬化的发病机制有关，但ALL-HEART研究还是得出了阴性结果。由于目前还没有可靠的方法检测人体氧化应激水平，故本研究纳入受试者并不是基于其氧化应激或抗氧化水平。在试验过程中也无法检验患者对药物的反应性。因此，抗氧化制剂临床试验并非毫无希望。在未来的研究中，需要有可靠的生物标记检测氧化应激水平，以此指导受试者的纳入和治疗。

（唐山工人医院　高夏青）

（六）2022 ESC CLEVER-ACS 研究：依维莫司在 ST 段抬高型急性心肌梗死患者 PCI 术后的应用

2022 年 8 月 29 日，在 ESC 年会上公布了 CLEVER-ACS 研究结果，在接受 PCI 治疗的 ST 段抬高型急性心肌梗死（STEMI）患者，早期应用哺乳动物雷帕霉素靶蛋白（mammalian target of rapamycin，mTOR）抑制剂依维莫司不能减少心肌梗死面积和微血管阻塞。

【研究背景与目的】

STEMI 患者经过 PCI 血运重建后，缺血 / 再灌注损伤和微血管堵塞激发的炎症反应瀑布，会影响心肌梗死面积和左心室重构过程。哺乳动物雷帕霉素靶蛋白（mammalian target of rapamycin，mTOR）是一种蛋白激酶，参与调节炎症级联反应和协调免疫细胞。mTOR 抑制剂如依维莫司具有广泛的抗炎作用，在心肌梗死动物模型中，已被证明可以减少心肌梗死面积和不良的左心室重构。

CLEVER-ACS 研究评估通过早期抑制 mTOR 能否对 PCI 术后 STEMI 患者心肌梗死的面积大小产生有益的影响。

【研究方法】

CLEVER-ACS 是一项随机、多中心、国际性、双盲、安慰剂对照试验，共纳入 150 名接受 PCI 治疗的 STEMI 患者，随机接受口服依维莫司（第 1～3 天：7.5mg 每日 1 次；第 4～5 天：5.0mg 每日 1 次）或者口服安慰剂治疗（5 天）。主要终点是与基线相比（PCI 术后 12 小时至 5 天），第 30 天患者心肌梗死面积大小的变化。次要终点是与基线相比（PCI 术后 12 小时至 5 天），第 30 天患者微血管阻塞程度的变化。上述指标通过心脏磁共振（CMR）进行评估。

【研究结果】

依维莫司组和安慰剂组从基线（PCI 术后 12 小时至 5 天）到 30 天时心肌梗死面积变化分别为 –14.2（95%CI –17.4 ～ –11.1）g 和 –12.3（95%CI –16.0 ～ –8.7）g（P=0.99），无显著统计学差异。依维莫司组和安慰剂组从基线（PCI 术后 12 小时至 5 天）到 30 天时 MVO 的变化分别为 –4.8（95%CI –6.7 ～ –2.9）g 和 –6.3（95%CI –8.7 ～ –4.0）g（P=0.14）无显著统计学差异。

【研究结论】

在接受直接 PCI 血运重建的 STEMI 患者中，早期抑制 mTOR 并不能减少 30 天的心肌梗死面积或微血管阻塞。

【评论】

CLEVER–ACS 研究以炎症反应为切入点，探索了以 mTOR 为靶点的抗炎药物依维莫司对进行直接 PCI 的 STEMI 患者心肌梗死面积和 MVO 的影响。该试验结果提示 mTOR 抑制剂依维莫司未能逆转心肌梗死面积延展。提示 mTOR 信号通路在心肌梗死后心室重塑、心肌瘢痕组织形成过程中并未如预期般发挥举足轻重的作用。但该研究随访时间为 30 天，且未将心血管不良事件发生纳入终点。延长随访时间，观察终点事件，是否可以发现抗炎治疗对 STEMI 患者预后的影响，有待进一步探索。

（唐山工人医院　高夏青）

（七）2022 ESC REVIVED 研究：缺血性心肌病患者冠脉血运重建是否获益

2022 年 8 月 27 日，在 ESC 年会上发布了 REVIVED 研究结果：在严重缺血性心肌病患者中，与单独使用最佳药物治疗（OMT）相比，经皮冠状动脉介入治疗（PCI）联合 OMT 不延长生存期或改善心室功能。

【研究背景与目的】

与单独 OMT 相比，经皮冠状动脉介入治疗（PCI）血运重建是否能改善严重缺血性心肌病患者的无事件生存期和心功能，目前尚无定论。

【研究方法】

研究纳入左室射血分数 ≤ 35% 的患者；广泛的冠脉病变（BCIS-JS ≥ 6 分，British Cardiovascular Intervention Society jeopardy score，0 ~ 12 分）有 PCI 指征；至少 4 个可通过 PCI 实现再血管化的功能不全心肌节段（通过 DSE、MRI、SPECT、PET 评估）。随机分配至 PCI+PMT 组和 OMT 组，OMT 组患者接受个体化的药物治疗和心力衰竭器械治疗（ICD 或 CRT）；而 PCI+OMT 组则在上述治疗的基础上，进行所有存活心肌节段近段冠状动脉的完全再血管化。主要复合终点是全因死亡或因心力衰竭住院。主要次要终点是 6 个月和 12 个月时的左室射血分数和生活质量评分。

【研究结果】

研究共纳入 700 名患者进行随机分配，347 名患者被分配到 PCI+OMT 组，353 名被分配到 OMT 组。在中位随访的 41 个月的时间里，PCI+OMT 组 129 名患者（37.2%）和 OMT 组 134 名患者（38.0%）发生了主要终点事件（HR 0.99；95%CI 0.78 ~ 1.27；P=0.96）。两组患者在 6 个月（均差 -1.6%；95%CI -3.7 ~ 0.5）和 12 个月（均差 0.9%；95%CI -1.7 ~ 3.4）时左室射血分数相似。PCI+OMT 组患者生活质量评分在 6 个月和 12 个月似乎更优，但 24 个月时两组间差异消失。

【研究结论】

在接受 OMT 的严重缺血性心肌病患者中，PCI 血运重建没有降低全因死亡或心力衰竭住院的发生率。

【评论】

对于缺血性心肌病患者，如果患者症状稳定，药物治疗效果良好，可不进行冠脉血运重建。但如果患者在接受最优药物方案治疗后仍有心绞痛症状（REVIVED 研究已将此类患者排除），且病情不稳定时，推荐其进行冠脉血运重建是否获益有待进一步探讨。目前，现有指南治疗策略是正确的。将指南推荐药物最优化，进行器械支持治疗是目前心力衰竭（包括缺血性心肌病心力衰竭）治疗的金标准。在适当的情况下，根据患者自身特点，冠状动脉血运重建仍然可以考虑，但要明白，有时支架并非起死回生的"灵丹妙药"。

（唐山工人医院　高夏青）

（八）2022 ESC SECURE 研究：复方制剂对心肌梗死后患者预后的影响

2022 年 8 月 26 日，在 ESC 年会上发布了 SECURE 研究结果：在近期发生心肌梗死的老年患者中，与常规治疗组相比，口服复方制剂（含有阿司匹林、一种 ACEI 类药物和另一种他汀类药物）可显著降低主要心血管事件发生率。

【研究背景与目的】

既往研究发现，一种包含主要二级预防药物（阿司匹林、ACEI 和他汀）的复方制剂可改善患者预后，已被提议用于心肌梗死后二级预防。

【研究方法】

在第 3 阶段随机对照临床试验中，研究者将过去 6 个月内有心肌梗死的患者随机分配到复方制剂治疗组或常规治疗组。复方制剂包括阿司匹林（100mg）、雷米普利（2.5mg、5mg 或 10mg）和阿托伐他汀（20mg 或 40mg）。主要复合终点事件是心血管死亡、非致命性 1 型心肌梗死、非致死性缺血性卒中或紧急血运重建。次要复合终点是心血管死亡、非致命性 1 型心肌梗死或非致命性缺血性卒中。

【研究结果】

试验共纳入 2499 例患者，随机分配至复方制剂组（n=1237）和常规治疗组（n=1229），中位随访时间为 36 个月。复方制剂组有

118 例（9.5%），常规治疗组有 156 例（12.7%）患者发生主要终点事件（*HR* 0.76；95%*CI* 0.60 ～ 0.96；*P*=0.02）。复方制剂组有 101 例（8.2%），常规治疗组有 144 例（11.7%）患者发生次要终点事件（*HR* 0.70；95%*CI* 0.54 ～ 0.90；*P*=0.005）。亚组分析也得到一致的结果。复方制剂组患者服药依从性显著高于常规治疗组。两组患者不良反应发生率相似。

【研究结论】

与常规治疗组相比，心肌梗死后 6 个月内服用含有阿司匹林、雷米普利和阿托伐他汀的复方制剂可显著降低主要不良心血管事件的发生率。

【评论】

在中国，心肌梗死患者出院时，心血管内科医师会给患者开具包括阿司匹林、他汀、β 受体阻滞剂、ACEI/ARB 等心血管二级预防相关药物处方，但患者依从性不佳。复方制剂的出现有望提高患者依从性，进而改善心肌梗死患者的预后。减轻国家医疗保险保负担。

（唐山工人医院　高夏青）

（九）2022 ESC meta 分析：行冠状动脉造影患者采用桡动脉通路获益明显

欧洲和美国指南支持在需要冠状动脉造影术的患者中优先使用经桡动脉入路（TRA），而非经股动脉入路（TFA）。既往研究表明，TRA 介入术后入路部位相关出血和血管并发症的发生率较低，死亡率也较低。但这些研究中，混杂因素矫正不足，也未确定获益较大的亚组。2022 ESC 热线会议中发布的一项 meta 分析结果解决了这些问题：与 TFA 相比，TRA 患者的全因死亡率和大出血事件发生率更低，明确阐明了 TRA 对于死亡率降低的部分原因是 TRA 的大出血事件发生率更低。

该研究对同时期大规模、高质量的随机临床试验中的患者个体数据进行了 meta 分析，比较 TRA 和 TFA 两种方式实施冠状动脉造影的患者，包括所有行 PCI 术和未行 PCI 术的患者。该研究对 7 项试验的数据进行汇总，共纳入 21 600 例患者，其中 10 775 例患者被随机分配至 TRA 组，10 825 例患者被随机分配至 TFA 组。参与者的中位年龄为 63.9 岁，31.9% 为女性，95% 出现急性冠状动脉综合征，75.2% 患者接受了 PCI 治疗。

主要终点是 30 天之内的全因死亡和大出血事件。次要终点包括 BARC 或 TIMI 标准定义的出血事件，研究定义的大出血事件和冠状动脉旁路植入术相关出血事件，穿刺部位和非穿刺部位相关出血事件，输血及由于穿刺部位和非穿刺部位相关出血而进行的输血，心肌梗死，卒中，明确或可能的支架血栓形成。最后该研究对 30 天内的主要心脑血管不良事件和净不良临床事件进行评估。该研究基于意向治疗队列的一阶段混合效应模型进行主要分析；应用多变量分析进一步评估入路部位对死亡率和大出血的影响；通过多变量调整的自然效应模型分析探索入路部位、出血和死亡率之间的关系。

主要终点方面，与 TFA 相比，术后 30 天 TRA 的全因死亡率显著降低（1.6% vs 2.1%，*HR* 0.77，95%*CI* 0.63 ～ 0.95；*P*=0.012），这一差异主要是术后 2 天之内事件累积导致的。次要终点方面，TRA 与较低的主要心脑血管不良事件（MACCE）（6.0% vs 6.6%，*OR* 0.89，95% *CI* 0.79 ～ 1.00，*P*=0.047）、净不良临床事件（NACE）（7.5% vs 9.1%，*OR* 0.80，95% *CI* 0.72 ～ 0.89，*P* < 0.001）、入路部位相关大出血（1.2% vs 3.0%，*OR* 0.37，95% *CI* 0.30 ～ 0.46，*P* < 0.001）、血管并发症（0.7% vs 1.7%，*OR* 0.38，95% *CI* 0.28 ～ 0.51，*P* < 0.001）及输血率（1.8% vs 2.2%，*OR* 0.82，95% *CI* 0.67 ～ 0.99，*P*=0.043）等事件相关，而在心肌梗死、卒中、支架内血栓等方面，两组间无显著差异。亚组分析中，只有在严重贫血（血红蛋白 < 11g/dl）的患者中，TRA 显著降低了患者的死亡率（2.7% vs 7.7%，*HR* 0.35，95%*CI* 0.20 ～ 0.61，*P* < 0.001）。

该研究是目前为止包含既往所有具有代表性的多中心 RCT 的规

模最大的荟萃分析，很好地比较了 TRA 与 TFA 两种手术入路的预后。在疑似或确诊冠状动脉疾病且接受冠状动脉造影（行或未行 PCI 术）的患者中，与 TFA 相比，TRA 患者的全因死亡率和大出血事件发生率更低，同时 30 天内 MACCE 和 NACE 风险也更低，而 TRA 更低的全因死亡率在严重贫血患者中表现得尤其突出。此外，TRA 患者更低的全因死亡率，一部分得益于其大出血事件发生率更低。以上为当前临床实践中 TRA 与 TFA 对冠状动脉手术的治疗效果提供了全面有力的证据。

（山西省心血管病医院　郭彦青　李　俐）

（十）2022 ESC ISCHEMIA-CKD 扩展研究：侵入治疗策略未增加慢性冠脉综合征合并晚期慢性肾脏病患者获益

既往关于慢性冠状动脉疾病（CCS）管理的侵入性与保守策略研究的试验排除了患有晚期慢性肾脏疾病（CKD）患者，或仅仅纳入小部分该类患者，CCS 合并晚期 CKD 患者最佳的治疗策略尚不明确。2022 年 ESC 会议发布了 ISCHEMIA-CKD 扩展研究结果：与保守策略相比，侵入性治疗策略未降低 CCS 合并晚期 CKD 患者 5 年内死亡风险。

ISCHEMIA-CKD 是一项多中心随机对照试验，以 2014 年 4 月 29 日至 2018 年 1 月 31 日共纳入的 777 例 CCS 合并晚期 CKD［定义为估计肾小球滤过率＜ 30ml/（min·1.73m^2）或需透析治疗］患者为研究对象。患者被随机分为侵入性治疗组（随机分组后 30 天内进行冠状动脉造影，必要时行 PCI 或 CABG；在血运重建不合适的情况下，由治疗团队决定 PCI、CABG 或单纯 OMT）和保守治疗组（单纯 OMT，当药物治疗失败时可进一步行 PCI 或 CABG 治疗）。该研究的主要终点为全因死亡，次要终点为心血管死亡或非心血管死亡。

侵入性治疗组 388 例患者，保守治疗组 389 例患者，所有研对象的平均年龄为 63 岁。试验参与者的平均随访时间为 9 年。该研究 51.7% 的患者患有糖尿病，53.4% 的患者正在接受透析治疗。未接受透析患者 eGFR 的中位数为 23ml/（min·1.73 m²）。侵入性治疗组冠状动脉造影和血运重建的 3 年累积发生率分别为 85.2% 和 50.2%（其中 PCI 为 85%，CABG 为 15%）。51.3% 的患者存在多支冠状动脉病变，57.2% 的患者累及左前降支。保守治疗组冠状动脉造影和血运重建的 3 年累积发生率分别为 31.6% 和 19.6%。

侵入性治疗组平均随访 5 年时全因死亡率为 40.6%，而保守治疗组为 37.4%（HR 1.12，95% CI 0.89 ～ 1.41，P=0.322）。贝叶斯分析表明，保守治疗组（74%）比侵入策略（11%）实现全因死亡率减少 ＞ 1% 的概率更高。类似地，侵入性治疗组平均随访 5 年时心血管死亡率为 29.0%，而保守治疗组为 27.1%(HR 1.04，95%CI 0.80～1.37，P=0.753)。贝叶斯分析也表明，保守治疗实现心血管死亡率减少 ＞ 1% 的概率更高（47.6% vs 27.9%）。此外，任何其他亚组分析，均未发现侵入性治疗组的疗效优于保守治疗组。

ISCHEMIA-CKD 是一项比较中重度稳定型缺血性心脏病合并晚期 CKD 患者侵入治疗策略和保守策略的临床研究。该研究在中位随访 2.2 年时的结果表明侵入治疗策略相比保守策略并未降低全因死亡或非致命性心肌梗死的发生。本次扩展研究发现侵入治疗策略也并未降低 CCS 合并 CKD 患者 5 年内死亡风险。值得注意的是，该扩展研究中 5 年死亡率非常高，接近 40%，这表明急需有效治疗以降低这类高危患者群体的死亡风险。

（山西省心血管病医院　郭彦青　王志鑫）

（十一）2022 ESC PANTHER 研究：P2Y12 抑制剂在冠心病二级预防中的效果优于阿司匹林

目前临床实践中，冠心病患者口服 P2Y12 受体抑制剂或阿司匹林单药治疗的疗效和安全性优劣尚不完全清楚。2022 年 ESC 大会公布了一项 PANTHER 研究结果：在冠状动脉疾病患者的长期抗血栓管理二级预防中，与阿司匹林相比，推荐使用单一 P2Y12 抑制剂治疗。

该研究汇总了 7 项相关的 RCT 试验——ASCET、CADET、CAPRIE、DACAB、GLASSY、HOST-EXAM 和 TiCAB 研究，纳入了全球 452 个中心的 35 752 例患者。排除 10 739 例缺乏冠心病诊断的患者，520例提前终止研究或死亡、心肌梗死、脑卒中及初始双联抗血小板治疗（DAPT）阶段发生出血事件的患者，以及 168 例整个随访期间接受 DAPT 治疗的患者后，最终纳入 24 325 例患者进行 meta 分析。其中 12 178 例接受 P2Y12 抑制剂单药治疗［7545 例患者接受氯吡格雷（62.0%），4633 例患者接受替格瑞洛（38.0%）］，12 147 例接受阿司匹林单药治疗，中位治疗时间为 557 天。

主要疗效终点为心血管死亡、心肌梗死及脑卒中复合终点。关键次要终点为出血事件和净临床不良事件。其他次要终点为主要终点的各个组成部分、全因死亡、明确和（或）可能的支架血栓形成、缺血性或出血性脑卒中及胃肠道出血。

与阿司匹林单药治疗相比，P2Y12 抑制剂单药治疗组主要疗效终点风险较低（6.3% vs 5.5%，*HR* 0.88，95%*CI* 0.79 ～ 0.97，*P*=0.014）。P2Y12 抑制剂和阿司匹林单药治疗发生出血事件的风险相似（1.2% vs 1.4%，*HR* 0.87，95%*CI* 0.70 ～ 1.09，*P*=0.23）。P2Y12 抑制剂单药治疗发生净临床不良事件（主要疗效终点和出血事件复合终点）的风险低于阿司匹林单药治疗组（6.4% vs 7.2%，*HR* 0.89，95%*CI* 0.81 ～ 0.98，*P*=0.020）。P2Y12 抑制剂单药治疗组心肌梗死风险低于阿司匹林单药治疗组（2.3% vs 3.0%，*HR* 0.77，95%*CI* 0.66 ～ 0.90，*P* ＜ 0.001）。

该研究提供的证据表明在冠状动脉疾病患者的长期抗血栓管理二级预防中，长期使用 P2Y12 抑制剂（氯吡格雷或替格瑞洛）可以作为阿司匹林重要的替代药物，其疗效优于阿司匹林，不增加出血风险，在净不良事件方面也更有优势，且无论所用 P2Y12 抑制剂的类型如何，结果都是一致的。但是该研究未比较不同类型 P2Y12 抑制剂治疗的差异，这在未来的临床研究中需要得到重点关注。

（山西省心血管病医院　郭彦青　王志鑫）

（十二）2022 ESC POST-PCI 试验：高危患者
PCI 术后常规负荷试验无益处

目前可为心肌血运重建后的具体随访监测方法提供指导的随机试验数据有限。尚不确定对于已接受经皮冠状动脉介入治疗（PCI）的高危患者，包括常规功能检测在内的随访策略可否改善临床结局。2022 年 ESC 会议公布了高危患者 PCI 术后监测研究结果：在已接受 PCI 的高危患者中，与单纯标准治疗相比，实施常规负荷试验的随访策略未能改善患者 2 年时的临床结局。

该研究将已接受 PCI 治疗并且具有高危解剖特征或临床特征的 1706 例患者随机分组，一组在 PCI 后 1 年时接受常规负荷试验（核素心脏负荷试验、心电图负荷试验、超声心动图负荷试验）的积极随访策略，另外一组接受标准治疗和护理的保守随访策略。主要研究终点是 2 年内的全因死亡、心肌梗死或因不稳定心绞痛住院的复合终点。次要终点为有创冠状动脉造影和再次血运重建。

常规负荷试验组纳入 849 例患者，标准治疗组 857 例患者。研究对象的平均年龄为 64.7 岁，21.0% 的患者有左主干病变，43.5% 有分叉病变，69.8% 有多支血管病变，70.1% 有弥漫性肠病变，38.7% 有糖尿病，96.4% 接受过药物洗脱支架治疗。2 年内，常规负荷试验组 46 例患者和标准治疗组 51 例患者发生了主要研究终点事件（HR 0.90，95%CI 0.61 ～ 1.35，P=0.62）。在主要结局的各个构成部分方面，两组之间无差异。常规负荷试验组和标准治疗组分别有 12.3% 和 9.3% 的患者已接受有创冠脉造影，分别有 8.1% 和 5.8% 的患者已接受再次血运重建。

在该试验中，大部分死亡发生在第一年，即预设的负荷试验之前。虽然试验中未记录死亡方式或血运重建原因的详细资料，但有必要考虑支架内血栓形成是否是上述事件发生原因之一。支架内血栓形成很难预测，最常见原因是抗血小板治疗不充分或放置支架时技术限制，包括支架膨胀不全、位置不当或边缘夹层。上述异常都是突发事件，而且大多发生在 PCI 后不久。因此，预计 1 年时常规心脏负荷试验不会对上述严重结局产生任何影响。

值得关注的是，该试验中常规负荷试验组和标准治疗组主要事件的发生率较低（5.5% vs 6.0%）。现行指南建议通过血管内成像（Ⅱa 级）指导 PCI，尤其是在高危 PCI 患者中。血管内成像与期中随访时较低的再次血管重建发生率和较低死亡率相关。此外，指南建议血运重建后采取积极二级预防措施（改变危险因素）和适当药物治疗（Ⅰ级）。此项试验中，有 74% 的 PCI 患者应用了血管内超声检查（该比例比美国大多数治疗中心高得多），并且随访期间有近 99% 的患者服用他汀类药物。这些因素提示正确的操作技术和积极的二级预防对于改善 PCI 后结局的重要性。

POST-PCI 试验为有关 PCI 后常规监测的未来Ⅲ级建议提供了令人信服的新证据。虽然常规负荷试验在冠状动脉疾病患者中很常见，但不推荐这种做法。结合 ISCHEMIA 研究看，尽管两项试验中患者的特征完全不同，但更具侵入性的治疗方法（ISCHEMIA）及更积极的随访方法（POST-PCI）并不能提供超出基于指南指导的药物治疗保守策略的额外获益，显示了"less is more"概念的益处。

（山西省心血管病医院　郭彦青　李　俐　王志鑫）

三、心力衰竭研究进展

（一）2022 ESC：心力衰竭患者接种 COVID-19 疫苗的安全性

2022 ESC 大会发布了来自丹麦的 Pedersen 博士有关新冠疫苗安全性的研究报告。报告指出，接受两剂 COVID mRNA（新型冠状病毒 mRNA）疫苗的心力衰竭患者在 90 天内发生病情恶化、静脉血栓栓塞或心肌炎的可能性不高于未接种疫苗的对照患者。此外，在接受第二剂疫苗注射后的 90 天内，与未接种疫苗的患者相比，接种疫苗者 90 天的全因死亡率降低。

2021 年 1 月至 2022 年 1 月对西奈山卫生系统 7094 名心力衰竭患者进行的一项研究结果表明，心力衰竭患者中有 31% 接种了两剂疫苗，14.8% 的患者接受了第三针增强剂。然而，有 9.1% 的患者仅部分接种了一剂疫苗，截至 2022 年 1 月，有 45% 的心力衰竭患者未接种疫苗。与此相比较，2021 年丹麦有 95% 的心力衰竭的患者接种了疫苗。5% 未接种疫苗的患者可能由于病情太重（晚期），无法接种疫苗，或者由于个人原因。

本研究入选了 50 893 名在 2021 年在丹麦接受双剂疫苗治疗的心力衰竭患者，并将其与 2019 年未接种疫苗的 50 893 例心力衰竭患者进行对照，这些患者的年龄、性别、心力衰竭病程、药物的使用、缺血性心脏病、癌症、糖尿病、房颤和 90 天内入院的情况基本相同。入选患者在 2021 年接种了辉瑞生物 mRNA 疫苗（占 92%），其余患者接种了 Moderna mRNA 疫苗（占 8%）。患者的平均年龄为 74 岁，其中 64% 为男性。心力衰竭的平均病程为 4.1 年。

在 90 天的随访中，未接种队列中有 1311 名患者（2.56%）、接种队列中有 1113 名患者（2.23%）死亡；与未接种队列相比，接种队列的全因死亡风险显著降低（0.33 个百分点；95%CI, –0.52 至 –0.15 个百分点）。各组心力衰竭恶化的风险为 1.1%；心肌炎和静脉血栓栓塞极为罕见，两组发生这些情况的风险没有显著差异。

【评论】

专家们认为，本研究是一项大规模的人群研究，所得结论："心力衰竭患者的主要风险是没有接种新冠肺炎疫苗"具有重要意义。丹麦 95% 的心力衰竭患者接受双重疫苗，接种率远远高于美国心力衰竭患者的接种率。既往的研究提示，疫苗与提高存活率相关。例如，卡介苗和麻疹疫苗与降低儿童非特异性死亡率的风险有关，流感疫苗与降低心力衰竭患者的全因死亡率有关。但研究小组在本研究中没有分析全因死亡的类型是一个遗憾。

SindetPedersen 及其同事认为，心力衰竭患者住院后需要机械通气和因新冠肺炎死亡的风险增加，而疫苗接种降低了因新冠肺炎而患重病的风险。但他们补充说，由于心力衰竭患者接种疫苗的心血管风险增加，对 SARS–CoV–2 mRNA 疫苗在心力衰竭患者中的安全性也曾令人担忧。但本研究结果令人鼓舞，因为研究结果表明，人们无须担心 mRNA 疫苗对心力衰竭患者的心血管副作用。根据本研究结果，接种疫苗对死亡率是有益的影响，应该促进心力衰竭患者优先接种新冠肺炎疫苗。

意大利布雷西亚大学的心脏病学教授 Metra 说，目前人们对脆弱人群和心力衰竭患者接种新冠肺炎疫苗的安全性仍存在担忧，但这些担忧并非基于循证证据，而是基于接种疫苗的人群中罕见的副作用（即心肌炎和心包炎）的报道。

也有学者认为，虽然目前的研究表明，与未接种疫苗的患者相比，接种疫苗的死亡率降低，但本研究存在一定的局限性，因为这不是一项前瞻性随机研究，而是一项观察性研究，仅比较了具有相似特征的接种疫苗和未接种疫苗的患者。

【结论】

本研究结果提示全球的医务工作者，应该促进和推动心力衰竭患者的新冠疫苗接种，以减少死亡风险。

（首都医科大学附属北京安贞医院

李艳芳　叶　明　张慧敏　武文峰

北京市海淀镇社区卫生服务中心　张文静）

（二）2022 ESC ADVOR 研究：乙酰唑胺联合髓袢利尿剂促进急性心力衰竭患者循环淤血的改善

2022 ESC 公布的 ADVOR 随机试验表明，将一种有几十年历史的老药乙酰唑胺与标准的髓袢利尿剂联合使用，会帮助更多容量超负荷的急性失代偿性心力衰竭（ADHF）患者无水肿出院。与安慰剂相比，在常规髓袢利尿剂治疗的基础上联合乙酰唑胺，实现成功缓解循环淤血和水肿的可能性提高 46%，出院时不会出现持续的容量过载现象。

试验由比利时根克奥斯特林堡医院的 Wilfried Mullens 医学博士领衔完成，有 27 个医学中心参加。参试的 519 例急性心力衰竭患者的结果显示，乙酰唑胺对急性失代偿性心力衰竭患者的主要结局有益。服用乙酰唑胺的患者住院时间缩短，生活质量得到改善，而且节省了医疗支出。研究论文同步发表在《新英格兰医学杂志》上。

ADVOR 试验入选的急性心力衰竭患者利钠肽水平升高，有容量超负荷，这些患者在参试前 1 个月至少每天使用 40mg 呋塞米（速尿）或同等剂量的其他髓袢利尿剂。入选者被分配到静脉使用髓袢利尿剂的基础上静脉注射乙酰唑胺 500mg，每日一次的试验组（$n=259$）或安慰剂组（$n=260$）。乙酰唑胺组与安慰剂组的主要终点风险比（RR）为 1.46（95%CI 1.17～1.82，$P<0.001$），用药 3 天后成功缓解循环淤血。

从基线到用药后第 3 天，乙酰唑胺组和安慰剂组在缓解循环淤血效果上的差异持续增加，说明及早和积极处理循环淤血在治疗急性心力衰竭至关重要。

参试的 519 名患者中，乙酰唑胺组有 42.2%、对照组有 30.5%

的患者被认为在主要终点 3 天时成功缓解了循环淤血，意味着急性心力衰竭患者缓解了容量超负荷现象，如水肿、胸腔积液或腹水。

尽管该试验没有设临床硬终点，但乙酰唑胺组和对照组的 3 个月全因死亡率或因心力衰竭的再住院率相似，分别为 29.7% 和 27.8%。探索性分析中的全因死亡率两组之间有统计学差异，乙酰唑胺组为 15.2%，对照组为 12%。这种减少循环淤血的获益并没有转化为改善临床结局。

试验设计是在髓袢利尿剂最大化的前 1 天添加乙酰唑胺。所有入组患者在随机分组后第一天立即单次使用髓袢利尿剂，首次应用剂量是维持剂量的 2 倍。联合用药后，每天使用第一剂髓袢利尿剂的同时使用乙酰唑胺或相应的安慰剂。乙酰唑胺加入髓袢利尿剂后循环淤血很快缓解。

试验过程中，研究者将这两种药物的联合使用限制在已应用最大剂量髓袢利尿剂但治疗失败的患者身上，而不是在髓袢利尿药最大化之前常规预先添加乙酰唑胺。

目前，关于治疗 ADHF 患者容量超负荷的指南在很大程度上归功于 2011 年的 DOSE 试验，它提供了首个随机试验证据，有助于高剂量利尿剂的治疗策略进入临床实践，但即使主导放在剂量上，该单药策略也无法实现多数患者水肿的完全缓解。乙酰唑胺为一种碳酸酐酶抑制剂，通过减少近曲小管钠的重吸收而发挥利尿作用。乙酰唑胺和速尿等髓袢利尿剂分别作用于肾单位的不同部位，联合使用具有提高利尿剂效率的互补作用

使用最大剂量髓袢利尿剂前预先添加乙酰唑胺可能成为 ADHF 标准实践的一部分，但还需要更多的研究数据，更大规模的临床试验结果，以确认该策略的安全性。根据迄今为止的数据，包括 ADVOR 的研究数据，在对利尿药物反应较好的患者中，仅使用髓袢利尿剂治疗就能足以成功缓解循环淤血，例如，年轻人、不太严重或新发心力衰竭的患者及肾功能正常的患者。然而，对于许多具有一定程度利尿剂抵抗的患者，或对髓袢利尿剂治疗初始反应不足的患者，使用乙酰

唑胺作为合理的辅助治疗手段，可以实现更快速的缓解循环淤血。

在探索性分析中，乙酰唑胺与安慰剂相比，存活至出院的患者成功缓解循环淤血的 RR 值增加 1.27（95%CI 1.13 ～ 1.43），3 个月时的全因死亡危险比（HR）为 1.28（95%CI 0.78 ～ 2.05）；3 个月时心力衰竭再住院的 HR 也为 1.07（95%CI 0.71 ～ 1.59），两组之间没有显著性差异。

研究者认为，鉴于 ADVOR 试验入选者没有服用 SGLT2 抑制剂药物，只能推测乙酰唑胺在已经使用 SGLT2 抑制剂患者中的可能疗效，如相加、亚相加或协同作用。基于 EMPULSE 等研究结果，SGLT2 抑制剂可能在未来用于 ADHF，因此了解 SGLT2 是否会改变应用乙酰唑胺的风险效益将是重要问题。

尽管 SGLT2 抑制剂和乙酰唑胺都对近曲小管产生利钠和利尿作用，但它们的作用方式和效力会有很大差异，从作用机制来说，SGLT2 抑制剂和乙酰唑胺的组合不会存在任何安全问题，利尿作用可能是相加的。

（首都医科大学附属北京安贞医院

李艳芳　王成钢　魏路佳　祖晓麟

河北省廊坊市人民医院　张玲姬）

（三）2022 ESC MOMENTUM 3 研究：磁悬浮新型左心室辅助装置 HeartMate 3™ 更优越

2022 年 8 月 28 日，在 ESC 年会上发布了 MOMENTUM 3 研究结果：经过 5 年的研究发现，与轴流泵左心室辅助装置相比，磁悬浮离心流泵左心室辅助装置能够提高患者生存率。离心流泵具备以下技术特点：血流通道宽可降低剪切应力、无须机械轴承可减少摩擦及其具有固有脉冲，均可防止血栓形成。

【研究设计】

该研究为 MOMENTUM 3 研究的扩展研究［MOMENTUM 3 关键

试验于2014年至2016年招募患者,并于2018年完成了2年的随访(结果已发表)],旨在明确 HeartMate 3 磁悬浮左心室辅助装置的安全性与优越性。

纳入标准:晚期心力衰竭患者需要左心室辅助装置治疗;患者需要桥接治疗(移植或疾病康复)或具备替代治疗适应证。

排除标准:计划双心室支持治疗;不可逆的终末器官功能障碍;活动性感染。

晚期心力衰竭患者被随机分配到离心流泵组（n=516）与轴流泵组（n=512）。两组患者均接受阿司匹林和华法林口服治疗［目标国际标准化比值（INR）2.0 ～ 3.0］。

【研究结果】

该研究共纳入 1028 名患者,随访 5 年,平均年龄 62 岁,女性患者占 20%,糖尿病患者占 45%。

主要结果:总生存率,离心流泵组为 58.4%,轴流泵组为 43.7%（P=0.003）。

次要结果:进行替代治疗患者的总生存率,离心流泵组为 54.8%,轴流泵组为 39.4%（P=0.005）。

辅助装置血栓形成、卒中或出血导致的死亡:离心流泵组为 3.9%,轴流泵组为 10.7%（$P < 0.001$）。

非致残性卒中和二次手术（更换或移除故障泵）存活率:离心流泵组为 54.0%,轴流泵组为 29.7%（$P < 0.001$）。

所有出血事件:离心流泵组为 0.43/人-年,轴流泵组为 0.77/人-年（$P < 0.001$）。

卒中事件:离心流泵组为 0.05/人-年,轴流泵组为 0.14/人-年（$P < 0.001$）。

疑似或确诊的泵血栓形成事件:离心流泵组为 0.01/人-年,轴流泵组为 0.11/人-年（$P < 0.001$）。

【研究结论】

在终末期心力衰竭患者中,与 HeartMate Ⅱ轴流泵左心室辅助装置相比，HeartMate 3 磁悬浮离心泵左心室辅助装置能够提高患者 5 年生存率，且患者中位生存期超过 5 年。这一获益是由于 HeartMate 3 装置血栓形成、卒中或出血导致的死亡率较低。与轴流泵相比，离心泵严重不良事件（任何出血、任何卒中及疑似或确诊的泵血栓形成）发生率更低。

【评论】

HeartMate 3™仍然存在一些风险，包括感染（发生率约 50%）。其中许多（不是全部）感染发生在驱动设备的驱动线的入口点。此外，还可能发生低频、右心力衰竭事件。目前该研究后续试验正在进行中，该试验将具体探索这些问题并寻求解决方案。

（唐山工人医院　高夏青）

（四）2022 ESC DELIVER 研究：达格列净使射血分数保留心力衰竭患者获益

2022 年 8 月 22 日，在 ESC 年会上发布了 DELIVER 研究结果，SGLT2 抑制剂达格列净可使所有心力衰竭患者获益，无论患者左心室收缩功能如何。

【研究背景与目的】

心力衰竭患者再次住院和死亡风险较高。本研究旨在探索射血分数轻度减低或射血分数保留的心力衰竭（HFpEF）患者在住院期间和随访过程中对达格列净的反应及临床结局。

【研究方法】

DELIVER 试验是一项国际性、多中心，平行、随机、双盲对照研究，共纳 6263 例有症状且射血分数＞40% 的心力衰竭患者随机接受达格列净 10mg 每日 1 次或安慰剂治疗。主要研究终点是心力衰竭恶化［定义为因心力衰竭住院（非计划性）或紧急就诊］或心血管死亡组成的复合终点。

【研究结果】

最终共纳入 6263 名患者，654 名（10.4%）患者在住院期间或出院后 30 天内进行随机分组。经过多变量校正，近期心力衰竭住院与主要结局风险增加相关（HR 1.88；95% CI 1.60～2.21；P < 0.001）。在近期住院患者中，达格列净降低 22% 主要终点发生率（HR 0.78；95% CI 0.60～1.03），在近期未住院患者中，达格列净降低 18% 主要终点发生率（HR 0.82；95% CI 0.72～0.94；P=0.71）。在近期住院患者中，达格列净组和安慰剂组不良事件的发生率相似，包括血容量不足、糖尿病酮症酸中毒或肾脏事件。

【研究结论】

达格列净能够安全降低近期住院或未住院患者心力衰竭恶化或心血管死亡风险。对射血分数轻度减低或射血分数保留的患者，在住院期间或出院后不久加用达格列净是安全、有效的。

【评论】

将 DELIVER 试验和 DAPA-HF 综合分析，两个试验所纳入的患者人群其射血分数低至 < 20%，高至 > 70%，均提示达格列净治疗获益。该获益与射血分数无关。这使得达格列净成为一种不受 LVEF 限制的慢性心力衰竭长期治疗的药物。该研究提示在临床工作中，当患者诊断心力衰竭时，可立即加用达格列净，无须进一步等待心脏射血分数评估后再加用。

（唐山工人医院　高夏青）

（五）2022 ESC EMMY 研究：恩格列净改善急性心肌梗死患者心脏功能

2022 年 9 月 2 日，在 ESC 年会上发布了 EMMY 研究结果，急性心肌梗死（MI）后早期使用 SGLT2 抑制剂恩格列净可改善心力衰竭标志物心房利钠肽水平和超声心动图测量心脏功能、结构参数。

【研究背景与目的】

钠 - 葡萄糖共转运蛋白 2 抑制剂可降低有症状心力衰竭患者因心力衰竭住院和死亡的风险。MI 是心力衰竭发生的主要原因之一。如果在急性心肌梗死后立即开始 SLGT2 抑制剂治疗是否会使此类患者获益？目前关于此类药物对急性心肌梗死后患者影响的试验较少。该试验的目的是评估恩格列净在急性心肌梗死（AMI）患者中的安全性和有效性。

【研究方法】

在这项多中心、随机、双盲试验中，急性心肌梗死伴肌酸激酶升高（＞ 800U/L）的急性心肌梗死患者（n=476）在经皮冠状动脉介入治疗后 72 小时内随机分配到恩格列净组（n=237 恩格列净 10mg 每日一次）或安慰剂组（n=239）。共随访 26 周。主要结局是 26 周内脑利钠肽前体（NT-proBNP）的变化。次要结局包括超声心动图参数的变化。

【研究结果】

基线中位数（四分位距范围）NT-proBNP 为 1294（757 ～ 2246）pg / ml。与安慰剂相比，在校正基线 NT-proBNP、性别和糖尿病后，恩格列净组 NT-proBNP 水平显著降低了 15%（95%CI -4.4% ～ 23.6%）（P=0.026）。恩格列净组 LVEF 绝对值较安慰剂组显著增加 1.5%（95% CI 0.2% ～ 2.9%，P=0.029）。恩格列净组 E/e' 评估的左心室舒张功能较安慰剂组显著减少 6.8%（95% CI 1.3% ～ 11.3%，P=0.015）。与安慰剂组相比，恩格列净 LVESV（-7.5ml；95%CI -11.5 ～ -3.4ml，P=0.0003）和 LVEDV（-9.7ml；95%CI -15.7 ～ 3.7ml，P=0.0015）明显改善。7 名患者因心力衰竭住院（恩格列净组 3 例，安慰剂组 4 例）。3 名死亡患者均在恩格列净组，在揭盲前由审判委员会评定均与药物治疗无关。其他预定义的严重不良事件少见，且在两组之间没有显著差异。

【研究结论】

在近期心肌梗死患者中，恩格列净与 26 周内 NT-proBNP 显著降低相关，伴有超声心动图评估心脏功能和结构参数的显著改善。

【评论】

心肌梗死后心力衰竭发生率较高且影响患者预后。SGLT2 抑制剂有望成为防治心肌梗死后心力衰竭的新选择。期待更多关于 SGLT2 抑制剂治疗 AMI 的研究结果的发布。

（唐山工人医院　高夏青）

（六）2022 ESC PERSPECTIVE 研究：沙库巴曲 / 缬沙坦不影响 HFmrEF 和 HFpEF 患者认知功能

2022 年 8 月 26 日，在 ESC 年会上发布了 PERSPECTIVE 研究结果。数据显示，HF 患者的认知能力呈总体下降趋势，其发生率令人担忧，但没有迹象表明沙库巴曲 / 缬沙坦是罪魁祸首。在 3 年内，与单独服用缬沙坦（ARB）的 HFpEF 患者相比，尚无证据表明沙库巴曲 / 缬沙坦（ARNI）对射血分数保留（HFpEF）心力衰竭患者的认知功能有负面影响。

【研究背景与目的】

沙库巴曲对认知产生不利影响的是一个假设的担忧。沙库巴曲抑制人脑啡肽酶（NEP）。NEP 是参与 β- 淀粉样蛋白（Aβ）降解的多种酶之一，其中 Aβ1-42 可能具有神经毒性（与阿尔茨海默病有关），并可能在持续使用 NEP 抑制剂期间出现累积。因此人们担心，在持续使用 NEP 抑制剂期间，β- 淀粉样蛋白在大脑中的沉积可能导致或加重认知障碍。该研究旨在探索沙库巴曲 / 缬沙坦是否对心力衰竭患者的认知功能产生影响。

【研究方法】

该研究为前瞻性、随机、双盲、对照试验，共纳入近 600 名患者，平均随机分配到 ARNI 组（n=295，目标剂量 97/103mg，每日 2 次）或 ARB 组（n=297，目标剂量 160mg，每日 2 次）。已有认知缺陷的患者均被排除。纳入患者年龄 ≥ 60 岁，左室射血分数 > 40%。

研究的主要终点为患者从基线至 3 年随访的认知功能［通过 CogState 全球认知综合评分（GCCS）进行评估］变化。次要终点包括从基线至 3 年随访的脑内 β- 淀粉样蛋白沉积（使用 PET-CT 进行扫描）、个体认知领域（包括记忆、执行功能和注意力）及工具性日常生活活动能力［IADL，通过功能性活动问卷（FAQ）进行评估］变化。

【研究结果】

受试者平均年龄 72.4 岁，46.8% 为女性。经过 3 年随访，缬沙坦组和沙库巴曲 / 缬沙坦组患者的认知功能（GCCS 评分）变化无显著统计学差异。有 491 例患者使用 PET 测量的脑内 β- 淀粉样蛋白沉积，结果表明，与缬沙坦组相比，沙库巴曲 / 缬沙坦组患者大脑中 β- 淀粉样蛋白沉积较少。

【研究结论】

在 HFmrEF/HFpEF 患者中，与缬沙坦相比，沙库巴曲 / 缬沙坦不影响认知功能，且耐受性良好。

【评论】

这是一项精心设计的试验，目前的结果"非常令人放心"，沙库巴曲 / 缬沙坦对心力衰竭患者的认知功能并无影响。3 年的时间不长，但对心力衰竭患者来说，也不短。鉴于这一结果，心力衰竭患者可以更加放心地服用沙库巴曲 / 缬沙坦。

（唐山工人医院　高夏青）

四、心律失常研究进展

（一）2022 ESC INVICTUS 研究：在风湿性心脏病房颤患者维生素 K 拮抗剂超越了利伐沙班

2022 ESC 公布的 INVICTUS 试验结果与预期相反，与 X a 因子抑制剂利伐沙班（Xarelto，Janssen）相比，维生素 K 拮抗剂（VKA）显著降低了风湿性心脏病和心房颤动患者的缺血性卒中和死亡风险。接受 VKA（通常为华法林）的患者与接受利伐沙班的患者相比，主要终点事件（卒中、全身性栓塞、心肌梗死或血管或未知原因导致的死亡）的风险降低了 25%（HR，1.25；95%CI 1.10 ～ 1.41）。INVICTUS 研究由加拿大安大略省汉密尔顿市的人口健康研究所领衔完成，研究报告同时发表在《新英格兰医学杂志》上。

【研究背景】

风湿性心脏病累及 4000 多万人口，患者主要生活在中低收入国家。约 20% 有症状的患者房颤和卒中风险升高，但之前的房颤试验排除了这些患者。因此需要评估风湿性心脏病房颤患者抗凝治疗的随机对照试验。为什么需要进行随机试验？因为这是确定治疗效果和推动临床实践的唯一可靠方法。

【研究方法】

招募了来自非洲、亚洲和拉丁美洲 24 个国家的 4565 名风湿性心脏病伴房颤或心房扑动的患者，这些患者因以下任何一种情况而增加卒中风险：CHA2DS2VASc 评分为 2 分或以上，中度至重度二尖瓣狭窄（瓣膜面积 ≤ 2.0cm^2），以及左心房自发回声造影或左心房血栓。参试者被随机分配至利伐沙班组，20mg，每日一次（如果肌酐清除率为 15 ～ 49ml/min，则为 15mg/d）；或维生素 K 拮抗剂组（需滴定至国际标准化比值 INR 为 2.0 ～ 3.0）。本试验入选的患者平均年龄为 50.5 岁，女性比例更高（72.3%），且合并症更少。其中二尖瓣轻度狭窄占约 30%，另外 18% 的患者没有二尖瓣瓣狭窄。

【研究结果】

VKA 组有 79% ～ 85% 的患者使用了华法林，两次就诊的统计数字百分比有所不同。基线时 33.2% 的患者的 INR 在治疗范围内，3 年时 65.1%，4 年时达 64.1%。

平均随访 3.1 年，主要终点事件在 VKA 组 446 例（每年 6.49%），利伐沙班组 560 例（8.21%）。主要终点的限制性平均生存时间 VKA 组 1675 天、利伐沙班组 1599 天（差异为 -76 天；95%CI -121 ～ -31 天；P < 0.001）。VKA 组和利伐沙班组的卒中或系统性栓塞发生率相似（分别为 75 次与 94 次事件），但 VKA 组的缺血性卒中发生率明显降低（48 次与 74 次事件）。VKA 组的死亡率明显低于利伐沙班组，分别为 442 例和 552 例（限制性平均死亡存活时间分别为 1608 天和 1587 天；差异，-72 天；95%CI -117 ～ -28 天）。死亡的主要原因是心力衰竭或猝死。

VKA 组和利伐沙班组大出血患者的数量也基本相似（56 例与 40 例；P=0.18），但利伐沙巴组致命出血的数量较低（分别为 15 与 4）。根据试验设计，VKA 组需每月监测 INR，此时，有许多医生参与互动。但研究者并不认为事件发生率的降低可以通过增加医疗接触来解释。另外，在门诊应用治疗心力衰竭的药物或住院治疗或瓣膜置换等方面，两组间无显著差异。但利伐沙班组近 1/4（23%）的患者永久性停用研究药物，而 VKA 组仅为 6%。

【评论】

研究者认为，两组之间的差异主要由于 VKA 组的死亡风险显著降低，而大出血没有显著增加。因此，VKA 应继续作为风湿性心脏病和心房颤动患者的标准治疗。重要的是，死亡率获益出现的时间明显晚于其他试验，有专家对利伐沙班 23% 的停药率提出质疑，认为不排除是由于华法林组的参试者经常看医生、检测 INR 等其他因素带来了优势。对此，专家们认为，在短期直接口服抗凝试验中，如 Relay、ROCKET-AF 和 ARISTOLE 试验，永久性停药率为 20%～25%，在 ENGAGE-AF 中，随访 2.8 年，永久性停用率超过 30%，本研究结果与上述研究结果基本一致。参试者中利伐沙班组有 31.4% 的患者接受了瓣膜置换手术，随后接受了非研究性 VKA。

还有专家认为，与医生互动及经常检测 INR 可能是死亡率降低的一个因素。

以往从未证实利伐沙班能降低任何特定情况下的死亡率，而其他新型口服抗凝剂的荟萃分析也显示，死亡率仅略有降低，几乎完全是由于颅内出血少于华法林所致。因此，今后需要更多的研究来解释本研究中的这些新发现，以了解哪些患者的死亡风险最高，以及 INR 控制和预后之间的关系。

【结论】

华法林是一种廉价药物，为风湿性心脏病房颤患者提供替代治疗非常有益，但需要进行机制研究以了解观察到的华法林在降低死亡率和低出血率的优势所在，但也需要其他新型抗凝剂做新的试验。

（首都医科大学附属北京安贞医院 李艳芳

杨 铎 符 浩 高玉龙 刘 飞）

（二）2022 ESC ENVISAGE-TAVI AF 研究：
风险评分可预测 TAVI 术后房颤患者的死亡率

在 2022ESC 上，George Dangas 介绍了一种基于 ENVISAGE-TAVI AF 研究的风险评分，可用于预测已成功接受经导管主动脉瓣植入术（TAVI）的心房颤动（AF）患者的死亡率。

2021 年 ESC 年会上发布的 ENVISAGE-TAVI AF 研究比较了新型口服抗凝剂（DOAC）艾多沙班与维生素 K 拮抗剂（VKAs）在 TAVI 后有口服抗凝适应证的房颤患者中的安全性和有效性。结果显示艾多沙班组与 VKA 组净不良临床事件之间无明显统计学差异，其中在肾功能不全患者或体重过低导致接受低剂量艾多沙班（30mg）的患者，其不良血栓栓塞和出血事件的发生率几乎与 VKA 组相似，且全因死亡和非心血管死亡结局优于 VKA 组。在 TAVI 房颤患者中，艾多沙班组的主要净不良临床事件发生率与 VKA 组相似。缺血性卒中是 ENVISAGE-TAVI AF 研究的一项关键性次要终点，结果显示，两组患者缺血性脑卒中发生率两组间无显著差异，即达到非劣效性。

2022 年 ESC 发布了一种基于 ENVISAGE-TAVI AF 研究的风险评分，即 ENVISAGE 死亡风险评分模型，用于评估 TAVI 术后频发或阵发房颤患者 1 年的死亡风险。结果显示 ENVISAGE 死亡风险评分模型的 C 统计量最高（0.67），其次分别是 DOAC 荟萃分析模型、HAS-BLED 模型、STS 评分模型和 CHA2DS2-VASC 评分模型（范围 0.54～0.64）。

研究人员为每一个预测因素分配了一个风险等级。计算出总风险后，将患者分为三类：低风险（0～10），中度风险（11～15），以及高风险（≥16）。使用新建立的 ENVISAGE 死亡风险评分模型预测 ENVISAGE-TAVI AF 研究中处于高危、中危、低危的患者的 1 年死亡风险比例分别为 17.0%、10.1%、4.8%。研究结果验证了风险评分，与低风险组（4.8%）相比，中等风险组（10.1%）和高危组（17%）的死亡率是前者的 2 倍多。因此 ENVISAGE 死亡风险评分模型可以尽早识别出死亡相关风险因素，有助于患者在出院及随访评估中尽早实施危险分层管理。

ENVISAGE-TAVI AF 研究及其后续的死亡预测危险评分是值得我们关注的，目前外科医生通常使用胸外科医生协会（STS）为心脏直视手术开发的风险评分，或其他类似的风险评分，而 TAVI 成功后的预后没有完善的风险评分系统。ENVISAGE-TAVI AF 研究不仅为我们未来在 TAVI 房颤患者中如何应用抗凝药物提供了非常重要的参考证据，同时对于成功完成 TAVI 后对患者进行危险分层也具有重要价值。临床上不仅仅要根据剂量和伴随药物等因素做好综合评估，更多地是要关注患者的个体化分析和用药策略的制订。

（首都医科大学附属北京安贞医院　蒋志丽）

（三）2022 ESC EAST–AFNET 4 研究：12 个月时窦性心律是改善房颤早期节律控制预后的关键因素

2022 ESC 上发布了 EAST – AFNET 4 研究的中介分析（检验自变量对因变量的影响的统计学分析）结果，揭示了房颤（AF）患者早期节律控制（ERC）有效性的关键因素是随机化后 12 个月窦性节律的存在，房颤患者 ERC 带来的预后改善有 88% 由 12 个月时窦性心律存在带来，其他因素，如控制血压及反复发作的房颤只能解释一小部分影响。

【研究背景】

EAST–AFNET 4 研究发现诊断房颤 1 年内进行节律控制可显著降低心血管事件风险，改善预后。导管消融作为节律控制手段之一，优于药物治疗。其主要研究结果发表于 2020 年，证明了早期节律控制治疗对房颤和共病患者的临床益处：与常规治疗（UC）相比，在 5 年随访时间内，2789 例早期房颤和心血管危险因素患者中，ERC 联合抗心律失常药物和（或）房颤消融降低了主要结局，包括心血管死亡、卒中和因恶化的心力衰竭或急性冠状动脉综合征住院的复合因素。但尚不清楚早期节律控制治疗的哪些组成部分导致了预后改善。为了确定可能的影响因素，研究者仔细检查了 EAST – AFNET 4 试验数据集的早期节律控制因素，发现与降低心血管事件关联。

【研究方法】

研究者将 EAST–AFNET 4 中入选的 2633 名同时具有 CHA2DS2VASc 评分 ≥ 2 及基线时房颤相关症状评分（EHRA score）的早期房颤患者，随机至早期心律控制治疗组（使用抗心律失常药或房颤消融治疗）和常规治疗组并接受治疗。所有 EAST – AFNET 4 试验的参与者在随机分组后 12 个月进行随访。当时，90% 的参试患者参加随机分组，即早期节律控制组（1257/1395）和常规治疗期（1260/1394）。

【研究结果】

在 12 个月的随访中发现了 14 个早期节律控制的潜在调节因子。其中，与常规治疗相比，12 个月时的窦性节律解释了 81% 的治疗效果（4.1 年）。在 12 个月时没有窦性心律的患者中，早期节律控制并没有改善未来的心血管预后（HR 0.94，95% CI 0.65～1.67）。将房颤复发纳入模型仅解释了 31% 的治疗效果，将 12 个月时收缩压纳入模型仅能解释 10% 的治疗效果。在 EAST-AFNET 4 试验中，共有 340/1395（24%）随机接受早期节律控制治疗的患者接受房颤消融治疗。接受房颤消融的患者与未接受房颤消融的患者的预后无差异。

研究者总结了这次分析的结果：在随机化 12 个月后，根据窦性节律的存在进行评估，成功的节律控制带来了主要心血管预后的改善。基于这些结果，临床医生应对近期诊断为房颤和心血管共病的患者进行早期和持续地恢复窦性节律的治疗具有重要意义。

（首都医科大学附属北京安贞医院 蒋志丽）

（四）2022 ESC eBRAVE-AF 研究：
智能手机 APP 可筛查房颤

2022 年 8 月 30 日，在 ESC 年会上发布了 eBRAVE-AF 研究结果，基于智能手机 APP 的筛查工具可识别房颤迹象，以便于后续进一步诊断和治疗。

【研究背景与目的】

数字智能设备具有检测心房颤动（AF）的能力，与常规筛查方式相比，智能设备筛查治疗相关 AF 的效果如何尚未知晓。

eBRAVE-AF 研究旨在评价使用普通智能手机在老年高危人群中筛查治疗相关性 AF 的有效性，并与常规筛查方式进行比较。

【研究方法】

eBRAVE-AF 试验纳入 5551 名受试者。受试者均为一家德国保险公司投保人，纳入时均无房颤病史（年龄 65 岁岁，31% 为女性），随机分为数字筛查组（*n*=2860）或常规治疗组（*n*=2691）。该试验不固定受试地点。对于数字筛查组，参与者在自己的智能手机上使用经过认证的应用程序来筛查其不规则脉搏波。异常发现通过 14 天体外心电图（ECG）循环记录仪进行评估。主要终点是 6 个月内新诊断的 AF，且有未参与研究的医生开具口服抗凝药物治疗处方。6 个月后，在前 6 个月未达到主要终点的参与者被邀请进行第二阶段交叉研究，以使所有参与者均有机会进行数字筛查，并被反向分配进行二次分析。

【研究结果】

在两个阶段试验中，数字筛查组能够检出的主要终点发生率显著高于常规筛查组。在第一阶段中，数字筛查组及常规筛查组分别有 38 名参与者（1.33%）和 17 名参与者（0.63%）发生主要终点事件（*OR* 2.12，95%*CI* 1.19 ～ 3.76；*P*=0.010）。在第二阶段中，数字筛查组有 33 名参与者（1.38%）筛查出 AF 且开始抗凝治疗，显著高于常规筛查组 12（0.51%）（*OR* 2.75，95%*CI* 1.42 ～ 5.34；*P*=0.003）。

【研究结论】

与常规筛查方式相比，数字筛查技术在检测 AF 方面优势明显。由于该筛查工具适用于普通智能手机，故推广应用潜力巨大。未来研究应进一步探索数字筛查对于 AF 是否会带来更好的治疗效果。

【评论】

在临床工作中，阵发性心房颤动的诊断是困扰临床医师的一大难题。患者阵发性心房颤动发作时可能无法及时就医，而当患者进行动态心电图监测时，心房颤动可能并未发作。当今社会，智能手机几乎人手一部，因此，使用这些设备进行试验以筛查心房颤动确实是应时之举。eBRAVE-AF 试验结果表明，基于智能手机的数字筛查模式在检测治疗相关性房颤方面显著优于常规筛查组。但在该试验中，检测并非 24 小时持续进行。受试者每天需要花费一定的时间将手指放在智能手机的摄像头进行检测，对于大多数人来说，日复一日坚持下去并不容易。如果改为腕表设备便于持续监测，是否会获得更好的效果。人们同样关注此举是否可以通过早发现、早治疗来改善房颤患者预后。

（唐山工人医院　高夏青）

（五）2022 ESC LOOP 研究：房颤筛查对卒中预防的影响

2022 年 8 月，在 ESC 年会上发布了 LOOP 研究结果，在卒中高风险但无已知心房颤动（AF）病史的患者中，用植入式循环记录仪（ILR）连续监测 AF（如果检测到 AF，则启动口服抗凝药物 OAC 治疗）在减少卒中或全身性栓塞方面并不优于常规治疗。

【研究背景与目的】

目前尚不清楚筛查 AF 及随后（检测到 AF 时）加用口服抗凝药物治疗是否可以预防卒中。使用植入式环状记录仪（ILR）进行连续心电图监测有助于检测无症状心房颤动发作。该试验的目的是在无已知 AF 病史的卒中高风险患者中，评估使用 ILR 对 AF 进行连续监测并适时加用抗凝药物是否可以预防卒中。

【研究方法】

该研究在丹麦的 4 个中心进行了一项随机对照试验。纳入无 AF 病史，年龄在 70 ～ 90 岁，至少有一个卒中危险因素（即高血压，糖尿病，既往卒中病史或心力衰竭）。参与者通过在线系统以 1∶3 的比例随机分配到 ILR 监测组或常规治疗组（对照）。在 ILR 组中，如果心房颤动发作持续 6 分钟或更长时间，则建议启动抗凝治疗。主要结局是卒中或全身性动脉栓塞发生。

【研究结果】

从 2014 年 1 月 31 日至 2016 年 5 月 17 日，对 6205 名个体进行了纳入筛查，最终有 6004 人被纳入研究，并被随机分为 ILR 监测组（$n=1501$，25.0%）和常规护理组（$n=4503$，75.0%）。受试者平均

年龄为 74.7 岁（SD 4.1），女性 2837 例（47.3%），高血压 5444 例
（90.7%）。研究过程中无患者失访。在中位随访的 64.5 个月（IQR
59.3 ~ 69.8）期间，1027 名受试者诊断为 AF：ILR 组 477 例（31.8%），
对照组为 450 例（12.2%）（HR 3.17 95% CI 2.81 ~ 3.59; P < 0.0001）。
318 名受试者发生主要终点事件（315 例脑卒中，3 例全身性动脉栓
塞）：ILR 组 67 例（4.5%），常规治疗组 251 例（5.6%）（HR 0.80，
95% CI 0.61 ~ 1.05，P=0.11）。221 名受试者发生大出血：ILR 组
65 例（4.3%），对照组 156 例（3.5%）（HR 1.26，95% CI 0.95 ~ 1.69，
P=0.11）。

【研究结论】

在有卒中危险因素的个体中，ILR 筛查使 AF 检出率增加了 3 倍，
但对这些受试者启动抗凝治疗，并未显著降低卒中或全身动脉栓塞
的风险。这些发现可能提示并非所有 AF 都值得筛查，且并非所有筛
查到的 AF 都值得启动抗凝治疗。

【评论】

这是一项重要的试验，最近人们对可穿戴设备和其他用于 AF
筛查的设备非常感兴趣。虽然 AF 检出率达到预期（近 30% 的受试
者有隐匿性 AF 发生），但是尽管适时启动了抗凝治疗，卒中 / 全身
栓塞发生率的降低未达到预期。因此，与持续时间较长和（或）具
有临床症状的心房颤动相比，持续时间较短的亚临床心房颤动可能
具有较小的临床影响。这也可能导致本次试验中的 II 型错误。即使
一项更大规模的试验显示 AF 筛查后抗凝对卒中 / 全身性栓塞有益，
筛查所需的受试者数量可能相当高，并且需要平衡该研究老年人群
中较高的出血风险。此外，该研究未观察到心血管或全因死亡获益。

（唐山工人医院　高夏青）

五、高脂血症研究进展

（一）2022 ESC CTT meta 分析结果

2022 年 8 月 29 日，ESC 大会上公布了一项关于他汀治疗的 CTT 研究结果，这项新荟萃分析在 2022 年欧洲心脏病学会（ESC）大会的热线会议上发表，并同时发表在《柳叶刀》上。该分析显示，服用他汀类药物的患者肌肉疼痛或无力的风险相对比安慰剂高 3%，但在服用药物超过 1 年的患者中，这种风险不再明显。这表明他汀治疗引起肌肉症状的风险非常小，这个研究结果能更好地改善他汀治疗的依从性。

【研究内容】

CTT 研究收集了 19 个比较他汀类药物与安慰剂的随机双盲试验和 4 个比较他汀类药物高强度治疗与低强度治疗的随机试验，其中他汀类药物与安慰剂随机双盲对照试验包括 4S、WOSCOPS、CARE、AFCAPS/TexCAPS、HPS、ASCOT、JUPITER 和 HOPE-3 等共入选 123 940 名参与者，高强度他汀和低强度他汀浓度的临床试验包括 proof-it、A to Z、TNT 和 SEARCH 研究的 30 724 名患者入院。研究记录了这些患者所有不良事件的数据。安慰剂对照试验的中位随访时间为 4.3 年，不同他汀类药物强度试验的中位随访时间为 4.9 年，23 个试验的中位随访时间为 4.4 年。CTT 研究共花了 7 年时间完成，收集了 3800 万份记录和 840 个数据集。

【研究结果】

在安慰剂对照试验中，27.1% 分配给他汀类药物治疗的参与者和 26.6% 的安慰剂治疗患者报告在随访期间至少有一次肌肉疼痛或无力发作（RR 1.03；95%CI 1.01 ～ 1.06）。第一年随访时，他汀类药物治疗与安慰剂相比，肌肉疼痛或无力的相对增加了 7%，但在此之后，风险并没有进一步增加。没有证据表明风险在不同的他汀类药物之间存在差异。女性发生肌肉疼痛或无力的相对风险高于男性（*RR* 1.09，99% *CI* 1.03 ～ 1.16 vs *RR* 1.00；95%*CI* 0.9 ～ 1.04）。尽管性别异质性测试呈阳性，但在不同他汀类药物强度的研究中，他们没有看到男性和女性之间的风险差异，这表明这可能是一个偶然事件。在治疗的第一年，相对风险的增加转化为每 1000 人年发生 11 起事件。研究人员提到，基于安慰剂组的肌肉疼痛或肌肉无力报告，第一年的肌肉症状报告中只有 1/15 是由他汀类药物引起的。在其余报告肌肉症状中患者中——15 例中的 14 例，或 90% 以上——肌肉疼痛不是由于他汀类药物引起的，肌肉疼痛可归因于其他原因，有可能是正常的衰老、甲状腺疾病或锻炼引起。

与中等强度他汀类药物治疗相比，高强度他汀类药物治疗的风险增加（*RR* 1.05；95% *CI* 0.99 ～ 1.11），这一风险在比较高强度和低强度他汀类药物治疗的研究中是相当一致的。肌酸激酶升高伴随极少的肌肉疼痛或肌肉无力报告，但在 97% 的病例中，肌酐激酶浓度低于正常上限（ULN）的 3 倍。研究人员报告说，他汀类药物治疗导致中位肌酸激酶值约 0.02 倍的"微小的、临床不显著的增加"。

【讨论】

该研究中纳入了大量随机的安慰剂对照试验，超过 1/4 的服用他汀类药物的患者报告肌肉疼痛或无力，但同样数量的服用安慰剂的患者也报告了肌肉疼痛或无力。研究人员提到，虽然他汀类药物治疗确实增加了肌肉症状的风险，但这种风险非常小，而且他汀类药物通常不是导致服用者肌肉疼痛的原因。目前他汀相关的不良反应和副作用被过度强调，无论是对医务工作者还是患者，这都影响了他汀治疗的依从性，CTT 研究结果无疑能更好地促进他汀治疗的依从性。

虽然他汀类药物不耐受被过度诊断，但 CTT 研究的这些新数据不应该被误认为是记录了其流行情况。这些都是在随机对照试验环境中被很好地监测的患者。在大多数试验中，他汀类药物不耐受患者在试验开始前被排除在外或在洗脱期被排除在外。总而言之，CTT

研究结果发现患者大多数症状与他汀类药物无关。

在临床工作中，如果患者服用他汀后出现任何肌肉症状，他们应该找医生复查。医生有很多选择，如尝试不同的他汀类药物，或更低的剂量，以观察症状是否缓解。CTT 研究者提到，使用他汀类药物，患者可以通过降低低密度脂蛋白胆固醇获得广泛的长期好处，尽管随机试验、队列研究和注册的数据令人放心，但关于他汀类药物相关副作用的争论已经持续了近 20 年。问题不在于缺乏数据，而在于互联网上无处不在的反他汀类药物运动。这导致了关于他汀类药物不良作用的不准确报告大量出现。关于他汀类药物有害作用的信息是他汀有益作用的 10 倍。无论是患者还是医生，都害怕他汀类药物的不良反应，甚至在开始治疗之前就在考虑可能的副作用。

Maciej Banach 医学博士（波兰罗兹医科大学）是国际脂质专家小组的一名成员，该小组最近发布了诊断和管理他汀类相关肌肉症状的患者的管理指南，他提到 CTT 研究的数据很重要，因为它们将促进更好的他汀治疗依从性，这将转化为更好的临床结果。CTT 研究者特意为《柳叶刀》杂志的论文撰写了一篇社论，强调医生在开始治疗时不应该专注于他汀类药物可能产生的副作用。相反，他们应该关注患者的风险，以便提供最佳的医疗治疗。因此 CTT 研究者呼吁：第一，医生需要找到比停药更好的方法来治疗那些报告肌肉疼痛的患者；第二，药物包装说明书和其他科普材料需要更新，以传达他汀类药物治疗中肌肉疼痛 / 无力的真正风险，"他汀类药物通常不是服用者肌肉疼痛的原因，我们需要更好地向服用他汀类药物的患者及其医生传达这一事实。"

（首都医科大学附属北京安贞医院　蒋志丽）

（二）2022 ESC FOURIER OLE 试验：长期依洛尤单抗治疗可进一步减少心血管事件

PCSK9 抑制剂可显著降低低密度脂蛋白胆固醇（LDL-C）。迄今为止，主要试验的中位治疗时间只有 2 ～ 3 年。然而，在临床实践中，降脂治疗通常是长期过程。目前长期使用 PCSK9 抑制剂依洛尤单抗治疗的患者在安全性、耐受性、血脂水平变化和不良心血管事件等方面的情况尚不明确。2022 年 8 月 29 日 ESC 热线会议发布了 FOURIER OLE 试验结果：长期应用依洛尤单抗降低 LDL-C 是安全的，耐受性良好，且与短期治疗相比，可进一步降低心血管事件风险。

FOURIER OLE 试验是 FOURIER 试验的扩展试验。FOURIER 试验纳入 27 564 例动脉硬化性心血管疾病（ASCVD）和 LDL-C ≥ 70mg/dl 的他汀类使用患者，将患者随机分配到依洛尤单抗组和安慰剂组，其中位随访时间为 2.2 年。完成 FOURIER 研究的患者被纳入在美国和欧洲的开展的 FOURIER-OLE 试验。

FOURIER-OLE 试验共纳入 6635 例患者，3355 例患者被随机分配至依洛尤单抗组治疗（每 2 周 140 mg 或每月 420 mg），3280 例患者被随机分配至安慰剂治疗组。所有患者在 12 周时进行随访，之后每 24 周进行一次随访，随访内容包括临床评估和空腹血脂水平检测。该试验的中位随访时间为 5.0 年。FOURIER 试验和 FOURIER-OLE 试验患者对依洛尤单抗的最长暴露时间为 8.4 年。

12 周随访时，受试者的中位 LDL-C 水平为 30mg/dl，且 63.2% 的患者使用依洛尤单抗后 LDL-C 水平 < 40mg/dl；与基线相比，非高密度脂蛋白胆固醇水平（non-HDL-C）降低约 50.2%，载脂蛋白 B 水平（ApoB）降低约 44.4%（P 均 < 0.001）。在 FOURIER-OLE 试验随访期间，最初在 FOURIER 试验进行依洛尤单抗治疗的患者较安慰剂组患者的心血管死亡率、心肌梗死、卒中、不稳定型心绞痛入院或冠脉血运重建风险降低了 15%（490/3355 vs 551/3280，HR 0.85，95%CI 0.75 ～ 0.96，P=0.008）；心血管死亡、心肌梗死或卒中风险降低了 20%（309/3355 vs 374/3280，HR 0.80，95% CI 0.68 ～ 0.93，P=0.003）；心血管死亡降低了 23%（107/3355 vs 138/3280，HR 0.77，95% CI 0.60 ～ 0.99，P=0.04）。

降低 LDL 水平是防控 ASCVD 风险的首要干预靶点。FOURIER-OLE 试验是 FOURIER 试验的扩展研究，总结和分析了迄今为止随访时间最长的 PCSK9 抑制剂研究数据。该试验证实了长期使用依洛尤单抗降低 LDL 胆固醇是安全的，并且耐受性良好超过 8 年。尽早启动依洛尤单抗治疗，患者获益更明显。

（山西省心血管病医院 郭彦青　李　俐）

六、其他研究进展

（一）2022 ESC AXIOMATIC-SSP 研究：对Ⅺ因子
抑制剂治疗脑卒中应持谨慎的乐观态度

2022 ESC 发布了 AXIOMATIC-SSP 试验结果，在双重抗血小板治疗的基础上应用新型抗栓药物Ⅺ因子抑制剂米尔维仙（BMS/Janssen）在急性缺血性卒中或短暂性脑缺血发作（TIA）患者中取得了较好的结果。

【研究背景】

既往的研究观察到，与对照组相比，出生时Ⅺ因子缺乏症的个体缺血性卒中和血栓栓塞的发生率明显降低，但不能抵消脑出血的发生率。此外，还观察到这些患者的自发性出血并不常见。Ⅺ因子是血栓生长的强大驱动因素，但在止血中的作用却不太重要。当前，抗栓药物在预防卒中方面有着巨大的潜力，卒中患者对阿司匹林以外的药物的需求巨大，但尚未得到满足，抗栓新药米尔维仙治疗有效，但不会导致出血是其研发的优势所在。既往在接受膝关节置换术患者的研究中已经证实了米尔维仙的抗血栓作用，与40mg 依诺肝素相比，该药在减少血栓栓塞方面表现出类似或更高的疗效，而且不增加大出血。急性缺血性脑卒中或 TIA 患者在首次发病的几个月内再次出现脑卒中的风险很高。尽管抗血小板药物降低了事件的发生率，但缺血性脑卒中仍有显著的残余风险，而且，额外的抗血栓治疗可能会导致大出血，因而限制了这类有效药物的选择。迄今为止，还没有抗凝剂被批准用于早期非心源性栓塞的缺血性脑卒中预防，因此，需要进行新的探索。Ⅺ因子抑制剂代表了新一代低出血风险抗血栓药物的最新希望，未来有着广阔的临床应用前景，因而成为人们关注的焦点。

【研究目的】

寻找适合治疗急性卒中或 TIA 患者的新型抗栓药物剂量。

【研究方法】

AXIOMATIC-SSP 是一项剂量探索的 2 期临床试验，共纳入 2366 名轻至中度急性非腔隙性缺血性脑卒中发病 48 小时内的患者。所有患者在供血受影响大脑区域的血管中都有可见的动脉粥样硬化斑块，参试者被随机分配到 5 种剂量的米尔维仙（25mg、50mg、100mg 或 200mg，每天 2 次或 25mg，每日 1 次）或安慰剂组，应用颅脑磁共振作为检测手段，观察期 90 天。入选者接受了 21 天开放标签的阿司匹林加氯吡格雷的基础治疗，第 22～90 天单独接受开放标签的阿司匹林治疗。

主要疗效终点：症状性缺血性卒中或核磁共振发现的脑梗死。

主要安全性终点：严重出血，定义为出血研究联盟（BARC）制定的 3 型或 5 型出血。

【研究结果】

与安慰剂相比，米尔维仙组的缺血性脑卒中或梗死事件的主要复合终点没有显著降低，但没有出现因剂量增加的不良反应。在几种不同剂量下，该药均降低了症状性缺血性卒中的风险。与安慰剂相比，每日 2 次口服，剂量从 25mg 增加至 100mg，使症状性缺血性卒中的相对风险降低约 30%。与安慰剂相比，应用米尔维仙 25mg，每日 1 次或 2 次口服时，大出血发生率较低；应用大剂量时，出血发生率中等程度增加。但严重出血没有增加，任何剂量组都没有发生致命性出血。

每日 2 次服用 50mg 和 100mg 剂量时事件发生率较低，而且没有出现明显的增加剂量反应（安慰剂，16.6%；每日 1 次服用米尔维仙 25mg，16.2%；每日 2 次 25mg，18.5%；每日 2 次 50mg，14.1%；每日 2 次 100mg，14.7%；每日 2 次 200mg，16.4%）。

与安慰剂相比，米尔维仙除 200mg 每日 2 次剂量组外、所有剂量均与临床缺血性卒中的风险降低相关。25～100mg 每日 2 次的剂量显示出约 30% 的相对风险降低（安慰剂，5.5%；25mg 每日 1 次，4.6%；25mg 每天 2 次，3.8%；50mg 每日 2 次，4.0%；100mg 每日 2 次，3.5%；200mg 每日 3 次，7.7%）。

米尔维仙 25mg 每日 1 次和每日 2 次（均为 0.6%）出血发生率与安慰剂相似，但在每日 2 次 50mg（1.5%）、每日 2 次 100mg（1.6%）和每日 2 次 200mg（1.5%）组中略有增加。大多数出血主要发生在胃肠道。与安慰剂相比，严重出血或症状性颅内出血没有增加，任何剂量组均未发生致命性出血。

【评论】

减少缺血性事件的同时不增加出血是开发新型抗栓药物的宗旨。每一种新型抗栓药物都给我们带来了降低出血率的新希望。例如，与华法林相比，Ｘa 因子抑制剂的出血率降低，因此，新型抗栓药 XI 因子抑制剂在降低出血发生率上给我们带来了更理想的结局。

本研究中，在双重抗血小板治疗的基础上加入米尔维仙等于三重抗栓治疗，理论上会增加出血风险，但让试验设计者放心的是既往在 XI 因子基因缺陷的患者中自发性出血的发生率非常低，而且一般不会发生颅内出血，因而保证了试验的安全性。

除米尔维仙外，另一种口服因子 XI 抑制剂 Asundexian（拜耳公司）也在开发中，在本届 ESC 会议的 2 期卒中试验（PACIFIC-stroke）报道了类似的结果。这两种因子 XI 抑制剂都将进入 3 期临床试验。

急性卒中或短暂性脑缺血发作患者的卒中复发率在 30 天为 5%，在 2 年为 17%。尽管使用了抗血小板药物，但由于对出血风险的担忧，抗凝剂的使用受到限制，因为具有降低出血风险的潜力，XI 因子抑制剂未来很有希望。

根据 AXIOMATIC-SSP 的研究结果，作为疗效和出血风险之间的平衡，米尔维仙 25mg，每日 2 次的剂量，将纳入更大规模的 3 期临床试验。

米尔维仙作为双重抗血小板治疗的辅助药物预防复发性非心源性栓塞性卒中的安全性和有效性尚不明确。只有通过大规模的 3 期临床试验才能确定其在预防静脉和动脉血栓形成方面的安全性和有效性。

（首都医科大学附属北京安贞医院

李艳芳　孙晓冬　曾亚平

首都医科大学附属北京康复医院

王立中　张振英　曹　倩）

（二）2022 ESC COVID-PACT 研究：支持在 COVID-19 患者全剂量抗凝治疗

2022 ESC 的热线会议发布了 COVID-PACT 试验结果，与标准剂量相比，在病情危重的 COVID-19 患者，全剂量抗凝治疗能够降低静脉和动脉血栓并发症达 44%，而加入氯吡格雷并没有提供进一步的保护。

【研究背景】

美国的新冠肺炎治疗指南建议，ICU 外的住院患者使用全剂量抗凝，ICU 内的患者使用标准剂量抗凝。但这一建议的不一致性让许多医生对临床实施感到困惑，尤其是在 ICU 住院的新冠肺炎患者。指南对 ICU 患者的建议主要基于先前的一项试验，该试验提示，与标准剂量相比，全剂量抗凝并没有减少新冠肺炎危重患者在缺乏重要器官支持疗法情况下的存活天数。在重症监护病房（ICU）以外的新冠肺炎住院患者中，全剂量抗凝具有令人信服的益处，但在 ICU 的住院患者中没有看到同样的益处，而且存在潜在的危害。

新冠肺炎患者是发生危及生命的血栓事件的高风险人群，尤其是住在重症监护病房的新冠肺炎患者。多项临床试验评估了抗凝剂和抗血小板药物对新冠肺炎患者的益处，然而，试验结果各不相同，预防血栓的最佳策略，尤其是针对危重患者的策略，仍然不确定。

【研究目的】

评估高强度抗凝和（或）抗血小板治疗是否可以安全地预防严

重新冠肺炎患者的血栓形成。

【研究方法】

美国的 34 家医疗机构参加了本研究，采用 2×2 析因随机对照分析，入选的 390 例患者随机分配至抗凝治疗策略组，292 例随机分配至抗血小板治疗策略组。ICU 的住院患者（有创机械通气、无创正压通气、高流量鼻导管吸氧，或使用升压药）被随机分为全剂量和标准剂量预防性抗凝组。在两种治疗方案中，入选患者使用普通肝素（UFH）还是低分子肝素（LMWH）由临床医生决定。在没有其他抗血小板治疗指征的患者中，再次对患者进行随机分组，一组使用抗血小板药物氯吡格雷，另一组不用。随机分组后 10～14 天，对患者进行临床和下肢静脉超声评估，并随访至出院或 28 天，观察血栓事件。

主要疗效终点：因静脉或动脉血栓形成、肺栓塞、临床上明显的深静脉血栓形成（DVT）、1 型心肌梗死、缺血性卒中、全身性栓塞事件、急性肢体缺血或临床上无症状的 DVT 导致的死亡。

主要疗效分析：住院期间和出院 28 天内的首次血栓事件发生率。

【研究结果】

在抗凝治疗的初步疗效分析中，全剂量（12.3%）与标准剂量（6.4%; 赢率 1.95, 95%CI 1.08～3.55, P=0.028）相比的获益比例更高。事件分析中，全剂量组有 19 例（9.9%）血栓事件，标准剂量组有 29 例（15.2%）事件（HR 0.56, 95%CI 0.32～0.99, P=0.046）。

主要安全性终点的评估，全剂量抗凝治疗组中有 4 例（2.1%）、标准剂量抗凝治疗组有 1 例患者（0.5%, P=0.19）出现危及生命的出血，但没有致命性出血事件。各组间全因死亡率无显著性差异（HR 0.91, 95%CI 0.56～1.48, P=0.70）。

在抗血小板治疗的分析中，与未接受抗血小板治疗的患者相比，接受氯吡格雷治疗的患者发生血栓并发症及致命或危及生命的出血风险与未接受氯吡格雷者相比没有显著性差异，氯吡格雷组的主要疗效终点赢率为 9.8%，而无抗血小板治疗组为 9.5%（P=0.90）；氯吡格雷组在关键次要疗效终点的赢率为 6.9%，而无抗血小板治疗组为 9.0%（*P*=0.53）。

【研究结论】

全剂量抗凝能更有效地预防新冠肺炎的血栓并发症，无须加入抗血小板治疗药物。抗凝治疗是预防性干预血栓治疗的重点，未来也可能成为无新冠肺炎 ICU 患者的抗凝治疗建议。

（首都医科大学附属北京安贞医院

李艳芳　屈　超　张　锋　周　璨

北京清华长庚医院　张　萍　薛亚军　周博达）

（三）2022 ESC 糖尿病患者的蛋白尿与高心血管疾病风险相关

2022 ESC 报道了一项对 74 000 多名丹麦糖尿病居民的研究（2015 年），主要对不足 50% 的丹麦 2 型糖尿病患者进行了蛋白尿评估。结果提示，接受检测患有蛋白尿的患者在 4 年的随访中发生心力衰竭、心肌梗死、脑卒中或全因死亡的概率增加了 50% 以上。

本研究的主要负责人，来自哥本哈根 Herlev 和 Gentofte 大学医院的心脏病学研究员 SaaimaParveen 博士说，本研究中，有 2 型糖尿病但没有蛋白尿的患者也有 19% 的不良后果，提示即使没有明确的肾病指征，2 型糖尿病患者也面临重大心血管疾病风险。

未参加本研究的马德里奥托诺马大学公共卫生和预防医学教授 Luis M.Ruilope 医学博士说，即使在没有常规定义为蛋白尿［尿白蛋白与肌酐之比（UACR）至少为 30mg/g］的情况下，糖尿病患者心力衰竭、心肌梗死、卒中或死亡的发病率也明显增加。

2021 美国批准 Fineenone（Kerendia）作为一种专门针对成年人 2 型糖尿病和蛋白尿的治疗药物后，蛋白尿作为 2 型糖尿病患者风险标志物的关注度急剧增加。2022 年 2 月 Fineenone 在欧洲获批上市。

即使 UACR 为 10～29mg/g 的患者也存在肾脏疾病进展的风险，

应考虑使用 Fineenone 治疗。UACR 为 10 ～ 29mg/g 的 2 型糖尿病患者属于高风险人群，因为在 2 型糖尿病 UACR 为 10 ～ 29mg/g 的人中，仍然可以看到肾脏疾病的进展，但比那些已达到蛋白尿标准阈值的人进展要慢。

Ruilope 博士是 Fineenone 核心试验 FIDELIO–DKD 和 FIGARO–DKD 的共同研究者。他认为，尽管这两项研究的设计都规定了 2 型糖尿病患者的入选人数和 UACR 至少为 30mg/g，但在初选的 13 000 多例人群中，有数百例的 UACR 值低于该水平，该亚组的分析结果可为高于正常值的蛋白尿患者提供一些有益的信息。

由 Parveen 博士领导的这项研究使用了丹麦国家记录中常规收集的数据，重点关注了截至 2015 年 1 月 1 日诊断为 2 型糖尿病的所有丹麦成年人，他们的记录中也有关于前一年 UACR 和估计肾小球滤过率（eGFR）的信息。

尽管普遍建议对所有 2 型糖尿病患者常规和定期测量这些参数，但记录显示，在这段时间内，只有 47% 的人有 UACR 值，57% 的人最近测量了 eGFR。

UACR 测量滞后可能源以下原因，例如，初级保健医生依赖尿液试纸评估，这排除了 UACR 的计算，低社会经济群体的人对常规医疗评估的依从性差，以及在早晨以外进行的医疗检查，而早晨是评估 UACR 的最佳时间。

研究结论：在 2 型糖尿病患者中测量蛋白尿对及时评估肾脏作为靶器官的损害程度对预后非常重要。

（首都医科大学附属北京安贞医院

李艳芳　张新勇　李　响　金彦彦

广东惠州人民医院　李观平）

（四）2022 ESC 极端寒冷天气导致更多的心脏病死亡

"全球变暖"是气温上升的代名词，但全球变暖的气候变化也造成了某些地区的极端寒冷。2022 年 ESC 上发布了一项涵盖了近 230 万欧洲人的研究，报道了寒冷天气与心脏病相关死亡之间一系列令人不安、有害的关联。

【研究内容】

该研究纳入了 228 万名成年人，数据来自 1994 年至 2010 年间在多个国家（意大利、德国、挪威、瑞典和英国）进行的五项不同研究。参与者年龄在 49.7 ～ 71.7 岁，女性比例在 36% ～ 54.5%。研究对象包括基线时有或没有心血管疾病的成年人。研究人员使用死亡和疾病登记处及后续健康调查记录了死亡率和新发疾病的发展。

为了确定每个参与者家庭地址的日平均温度，研究者查看了当地气象站提供的信息，或通过气象站提供的温度数据创建的模型估计天气状况。研究人员分析了所有参与者所在地的气温、参与者的心血管健康状况和死亡作为一个整体，根据特定特征将这些人群分成不同的亚组。研究者将参与者在同一个月内发生心脏不良事件的那一天的温度与没有发生心脏不良事件的那一天的温度进行比较。这种研究方法可以减少参与者个人特征和不同月份温度差异带来的研究误差。

【研究结果】

最终，研究结果发现，寒冷天气与普通心血管疾病和缺血性心脏病死亡风险增加相关，此外，新发缺血性心脏病的风险更高。气温每下降 10℃（从 41 ℉ 降至 23 ℉），死于心血管疾病的风险会增加 19%，死于缺血性心脏病的可能性会增加 22%。气温每下降 11℃（从 35.6 ℉ 降至 15.8 ℉），新发缺血性心脏病的风险增加 4%。

低温和死亡之间的关系在男性和生活在社会经济地位较低社区的人身上更为明显。在女性和 65 岁以上的老年人中，感冒和新发缺血性心脏病之间的联系更强。

在整个研究人群中，没有发现炎热与心脏有害影响有关。然而，在基线时患有心脏病的参与者中，温度从 15℃上升到 24℃（59 ℉ 至 75.2 ℉），心血管疾病和卒中死亡风险分别增加 25% 和 30%。

这个研究的意义在于临床医生可以利用这些信息为那些在炎热和寒冷的日子里最容易产生不良健康后果的人提供量身定制的建议。心脏病患者应该在炎热的天气里保持水分充足，并坚持心脏病医生给出的药物建议。大家都可以查看极端高温和寒冷警报的新闻，并遵循当地政府的安全提示减少不良事件的发生。

（首都医科大学附属北京安贞医院　蒋志丽）

（五）2022 ESC 每周慢走 1 小时的高龄老年人死亡风险降低

2022 年 8 月 26 日，在 ESC 年会上发布了一项研究结果，与不爱运动的同龄人相比，年龄 ≥ 85 岁老人每周步行 1 小时或更长时间使其全因死亡风险降低了 40%。

【研究背景与目的】

衰老伴随着体力活动的减少和久坐不动行为的增加。体力活动的减少与预期寿命的缩短有关。在 COVID-19 流行期间，老年人体力活动的减少尤为显著。步行是老年人可以接受的简单运动方式，鼓励老年人步行不失为一种积极的生活方式，有望降低全因和心血管死亡风险。迄今为止，步行对降低死亡率的具体益处尚未得到充分研究。

【研究方法】

在本研究中，研究人员回顾了参加韩国国家健康检查计划的 7047 名 85 岁及以上人群的数据。研究人群的平均年龄为 87 岁，68% 为女性。参与者完成了关于每周在休闲活动上所花费的时间是多少的调查问卷，这些活动包括慢速行走、适度活动（如骑自行车或快走）。

【研究结果】

与不活动的参与者相比，那些每周至少步行 1 小时的参与者全因死亡风险降低了 40%，心血管死亡风险降低了 39%。步行、适度活动、高强度体力活动参与者比例分别为 42.5%，14.7% 和 11.0%。

根据每周步行量将参与者分为五组，超过一半（57.5%）的人没有步行活动，8.5% 的人每周步行少于 1 小时，12.0% 的人每周步行 1 ～ 2 小时，8.7% 的人每周步行 2 ～ 3 小时，13.3% 的人每周步行超过 3 小时。每周缓慢步行的参与者中，约有 1/3（33%）也进行中等或高强度的体力活动。在每周仅步行而无其他中等或高强度的体力活动的参与者中，每周步行 1 小时可显著降低全因死亡和心血管死亡的风险。

【研究结论】

该研究表明，对 85 岁及以上的老人来说，与不活动相比，每周即使只走 1 小时也是有利的。

【评论】

对于任何年龄的成年人，目前的指南建议每周至少进行 150 分钟的适度活动或每周 75 分钟的剧烈活动，但体力活动量往往随着年龄的增长而下降，所以老年人难以达到指南推荐活动量。步行作为一种简单的运动方式，更容易被老年人群所接受，步行时间不需要很长，每天只需慢走 10 分钟即可获益。

但这是一项观察性研究，而不是一项实验，因此无法深入分析得到该结果的原因。目前的研究还需要控制与死亡有关的多种因素，如心血管疾病、高血压、糖尿病、营养不良及痴呆，以进一步了解步行是否获益。此外，虽然走路看起来相对容易和安全，但该研究建议体弱、肌肉萎缩、骨质疏松或既往曾有过跌倒史的人首先进行阻力和平衡训练，并在能够安全地行走后再开始步行。

（唐山工人医院　高夏青）

（六）2022 ESC BOX 研究：院外心脏骤停幸存患者高级心肺复苏方案探索

2022 年 8 月 27 日，在 ESC 年会上发布了 BOX 研究结果，对于院外心脏骤停（OHCA）心肺复苏后昏迷患者，更高的血压、氧合支持不能获益。

【研究背景与目的】

在欧洲，每年有约 10 万名院外心脏骤停者能够幸存入院。但当患者在昏迷状态下接受高级心肺复苏时，只有不足 50% 的人能够存活。对于死亡率居高不下的危重疾病，亟须探索能够改善预后的治疗方案。去年，万众瞩目的 TTM2 试验结果颠覆了数十年的临床实践，对于复苏术后患者，治疗性低体温无法改善预后。在 BOX 试验中，研究者探索了血压和血氧水平对心肺复苏术后昏迷患者的影响。

【研究方法】

该研究为一项双盲随机试验，采用 2×2 析因设计，共纳入 789 名院外心肺复苏后昏迷患者，有创监测平均动脉血压目标为 63mmHg 或 77mmHg；机械通气的氧合靶标为 PaO_2 9 ～ 10kPa（限制性氧合）或 13 ～ 14kPa（自由氧合）。

主要复合终点为 90 天内任何原因死亡或出院时脑功能类别（CPC）为 3 或 4（脑功能类别范围为 0 至 5，类别越高说明残疾越严重；3 或 4 级表示严重残疾或昏迷）。

次要终点包括 48 小时 NES 水平、全因死亡，3 个月时蒙特利尔认知评分（0 ～ 30 分，分数越高说明认知能力越好）和改良 Rankin 量表（0 ～ 6 分，分数越高说明残疾越严重），3 个月时 CPC。

【研究结果】

以 77mmHg 或 63mmHg 平均动脉压为目标的两组患者死亡、重度残疾发生率未见显著差异。

采取限制性氧合或自由氧合措施的两组患者死亡、重度残疾发生率未见显著差异。

【研究结论】

对于心脏骤停复苏术后昏迷患者，维持较高血压不能降低死亡或严重残疾的发生率。过量血管活性药物的副作用会增加并发症发生风险。限制性氧合策略不会造成伤害。自由氧合策略未见治疗获益且延长呼吸机时间。

【评论】

BOX 研究为心肺复苏术后昏迷患者血压支持和氧疗支持方案提供了一定的循证医学证据。在创伤性脑损伤患者，临床医师往往倾向于采取更高的血压控制策略，以维持脑部灌注。未来可以进一步探索，脑重症监护患者和心脏重症监护患者的血压维持策略是否存在差异。

（唐山工人医院　高夏青）

（七）2022 ESC DANCAVAS 研究：
心血管疾病筛查可使部分男性获益

2022 年 8 月 27 日，在 ESC 年会上发布了 DANCAVAS 研究结果，对 65～74 岁男性进行全面的心血管筛查（包括心脏血管成像、血压测量、血液检测）并未显著降低全因死亡率，但可以降低 65～69 岁人群的死亡、心血管事件和卒中发生风险。

【研究背景与目的】

心血管疾病是常见的死亡原因，也是男性过早死亡的主要原因。已有少量数据表明基于人群的心血管疾病死亡风险筛查是有益的。DANCAVAS 研究旨在探索对男性患者进行心血管疾病筛查及必要干预是否获益。

【研究方法】

DANCAVAS 试验是一项平行、随机、对照研究。本研究共纳入 46 611 名来自丹麦 15 个城市，平均年龄为 65～74 岁的男性。参与者以 1：2 的比例随机分配至亚临床心血管疾病筛查组（受邀组）或非筛查组（对照组）。筛查项目包括进行非增强 CT 扫描以评估冠状动脉钙评分，并检测动脉瘤和心房颤动；踝臂血压测量以检测外周动脉疾病和高血压；血液样本检测筛查糖尿病和高胆固醇血症。主要终点为全因死亡，次要终点为卒中、心肌梗死、因血管疾病而截肢、主动脉夹层和主动脉破裂。

【研究结果】

试验共纳入 46 611 名参与者，其中有 85 名受邀请者在接受筛查之前已经死亡或移民。最终，受邀组中有 16 736 名男性，其中 10 471 名男性接受了筛查（62.6%），对照组中有 29 790 名男性。在意向治疗分析中，中位随访 5.6 年后，受邀组 2106 名男性（12.6%）和对照组 3915 名男性（13.1%）死亡（*HR* 0.95，95%*CI* 0.90 ~ 1.00；*P*=0.06）。与对照组相比，受邀组卒中（*HR* 0.93，95%*CI* 0.86 ~ 0.99）；心肌梗死（*HR* 0.91，95%*CI* 0.81 ~ 1.03）；主动脉夹层（*HR* 0.95，95% *CI* 0.61 ~ 1.49）；主动脉破裂（*HR* 0.81，95% *CI* 0.49 ~ 1.35）。两组间安全性结局无显著差异。

对不同年龄亚组分析筛查及干预对死亡的影响时，≥ 70 岁的患者之间无显著差异（*HR* 1.01；95%*CI* 0.94 ~ 1.09；*P*=0.747），65 ~ 69 岁患者的风险降低了 11%（*HR* 0.89；95%*CI* 0.83 ~ 0.96，*P*=0.004）。

受邀组男性死亡、卒中或心血管事件复合终点发生风险降低了 7%（*P*=0.016）。

在预防治疗方面，与对照组相比，受邀组更频繁地使用抗血小板药物（22.9% vs 8.3%；*HR* 3.12；95%*CI* 2.97 ~ 3.28；*P*=0.001）和降脂药物（20.7% vs 9.0%；*HR* 2.54；95%*CI* 2.42 ~ 2.67；*P*= 0.001）。在抗凝药、降压药物和降糖药物的使用方面两组无显著性差异。

【研究结论】

进行全面的心血管筛查并没有显著降低 65 ~ 74 岁男性全因死亡发生率。但在 65 ~ 69 岁男性亚组，心血管筛查显著降低主要终点全因死亡的发生率。

【评论】

DANCAVAS 研究结果提示 < 70 岁的男性可在心血管筛查中获益，提示了心血管筛查和预防性治疗的必要性。这一结果对改善公共健康、减轻疾病负担，有着重要意义。

（唐山工人医院　高夏青）

（八）2022 ESC DANFLU-1 研究：高剂量 四价流感疫苗可使 65 ～ 79 岁老年人群获益

2022 年 8 月 27 日，在 ESC 年会 Hot Line 专场上发布了 DANFLU-1 研究结果，与接种标准剂量疫苗相比，≥ 65 岁老年人接种高剂量流感疫苗可使死亡风险降低 49%，因流感或肺炎住院的发生率降低 64%。

【研究背景与目的】

与标准剂量相比，大剂量流感疫苗能够更好地保护 ≥ 65 岁人群免于流感病毒感染。但是在大多数国家，高剂量流感疫苗并未得到广泛接种。与标准剂量疫苗相比，评估高剂量流感疫苗在住院和死亡率方面的相对有效性，有望实现更合理的公共卫生和成本效益估算。本研究旨在通过利用丹麦现有的疫苗基础设施和全国卫生登记系统进行接种和数据收集，探索在丹麦开展创新、实用的随机试验是否可行。

【研究方法】

DANFLU-1 试验是一项实用、开放标签、主动参照随机试验。该研究计划在 2021 年和 2022 年流感季节纳入 40 000 名 65 ～ 79 岁的丹麦公民，按照 1：1 的方式随机接受高剂量四价流感疫苗（QIV-HD 组，血凝素抗原含量为 60μg）或标准剂量四价流感疫苗（QIV-SD 组，血凝素抗原含量为 15μg）。

【研究结果】

本研究初始纳入 12 551 名参与者，最终分析共纳入 12 477 名参与者：6245 名随机分配到 QIV-HD 组，6232 名随机分配到 QIV-SD 组。平均年龄为 71.7 岁，47.1% 为女性（5877）。

经过 6 个月随访，与 QIV-SD 组相比，QIV-HD 组相对疫苗有效性（rVE）似乎更高。与 QIV-SD 组相比，QIV-HD 组因流感或肺炎的住院率更低（28 例 vs 10 例；rVE 64.4%；95% *CI* 24.4% ～

84.6%）。与 QIV-SD 组相比，QIV-HD 组全因死亡率也较低（21 例 vs 41 例；rVE 48.9%；95% *CI* 11.5% ～ 71.3%）。两组之间严重不良事件发生率无显著差异。

【研究结论】

以丹麦现有的卫生登记系统为主要数据来源，开展实用性的随机试验在丹麦是可行的。高剂量四价流感疫可使在 65 ～ 79 岁年龄组老人因流感或肺炎住院的发生率和全因死亡率显著降低。

【评论】

DANFLU-1 是一项可行性研究，探索丹麦全国行政健康登记处数据作为初始数据进行随机试验的可行性。将流感疫苗试验纳入丹麦官方疫苗接种计划也是可行的。该研究证实了高剂量四价疫苗在老年人群中的安全性和有效性，但仍需更大规模的试验来确认——期待 DANFLU-2 试验带来同样令人振奋的结果。

（唐山工人医院 高夏青）

（九）2022 ESC EchoNet-RCT 研究：AI 测量左室射血分数安全性和有效性

2022 年 8 月 27 日，在 ESC 年会上发布了 EchoNet-RCT 研究结果，在盲法试验中，基于视频进行深度测算的人工智能（AI）提供了比有经验的超声医师更准确和一致的超声心动图读数，预示着这项技术不久将应用于临床实践。

【研究背景与目的】

LVEF 的准确评估对于心血管疾病的诊断治疗至关重要。超声医师在评估心功能时通常仅仅选择几个心动周期进行测量，这可能导致测量数据在不同观察者之间存在高度变异性。EchoNet-Dynamic 是一种深度学习算法，通过在超声心动图视频中训练以评估心脏功能，并且先前已被证实可以评估 LVEF，平均绝对误差为 4.1% ～ 6.0%。该算法使用多个心脏周期的信息进行测算，使误差最小化并尽可能使结果一致。EchoNet-RCT 测试了 AI 或超声医师对 LVEF 的评估是否被心脏病专家频繁校正。

【研究方法】

通过超声心动图确定 LVEF 的标准临床工作流程：首先是超声医师扫描患者，超声医师或 AI 提供 LVEF 的初步评估，然后心脏病专家审查评估，以提供 LVEF 的最终报告。在这项临床试验中，超声医师的扫描被 1∶1 随机分配到 AI 初始评估组或超声医师初始评估组，之后心脏病专家（盲法）对评估结果进行审查并提供 LVEF 的最终报告。研究人员将心脏病专家对 AI 初始评估的更改程度与对超声医师初始评估的更改程度进行比较。主要终点是初始评估（AI 或超声医师）和最终心脏病专家报告之间 LVEF 数值变化大于 5%。该试验旨在测试 AI 非劣势，次要目标是测试其优越性。

【研究结果】

该研究纳入了 3495 例成人经胸超声心动图。其中 AI 组有 1740 例患者，超声检查组有 1755 例患者。AI 组和超声检查组中发生主要终点事件的人群百分比分别为 16.8% 和 27.2%（差异 –10.4%，95%CI –13.2% ～ –7.7%，$P < 0.001$）。安全性终点是患者此次最终心脏病专家报告和其既往心脏病专家报告之间的差异。AI 组为 6.29%，超声检查组为 7.23%（差异 –0.96%，95%CI –1.34% ～ –0.54%，$P < 0.001$）。

【研究结论】

在这项盲法、随机试验中，研究者将 AI 与超声医师的测量数据进行了头对头比较。该试验有力地证实了 AI 测算数据的非劣效性，甚至优于预定结果。

【评论】

人们对人工智能在医学领域中的应用感到兴奋，但这些技术很少在前瞻性临床试验中得到评价。研究者开发了一种能够评估心脏功能（左室射血分数 LVEF）的 AI 技术，并将其与超声医师测量数据进行比较，结果令人惊喜。这意味着，在未来如果以正确的方式开发和集成某些 AI 算法，不仅可以非常有效地提高超声测量和数据输出的质量，还可以通过简化烦琐但重要的任务来提高超声医师和心脏病专家的工作效率。将人工智能应用于临床工作流程可能会提供更精确和一致的评估结果，从而能够更早地发现临床工作中患者的病情变化或评估对治疗的反应。

（唐山工人医院　高夏青）

（十）2022 ESC ACT Outpatient 试验：秋水仙碱或阿司匹林应用于门诊 COVID-19 患者并无获益

2022 年 8 月 ESC 会议上公布了 ACT Outpatient 试验的结果：秋水仙碱或阿司匹林并不能减少门诊 COVID-19 患者的住院或死亡风险，阿司匹林也不能减少血栓事件。

虽然只有少数 COVID-19 患者会进展为中度或重度病例，但仍存在大量需住院治疗的患者，这给众多国家医保系统带来极大财政负担，迫切需要找到一些有效的办法延缓疾病进展。COVID-19 病情进展的特点是凝血系统的激活及炎症反应失调。因此 ACT Outpatient 试验测试了秋水仙碱（旨在评估其对炎症反应的作用）和阿司匹林（旨在评估其对凝血系统作用）的临床作用。

本试验共纳入 3917 例门诊 COVID-19 患者，随机分配接受 28 天如下治疗：① 秋水仙碱（0.6mg，每天 2 次，连续 3 天，随后 0.6mg 每天，25 天）vs 对照组；② 阿司匹林（100mg 每天）vs 对照组。采用析因设计评估两种治疗方法的独立作用及可能的累积效应。秋水仙碱组的主要终点事件是住院或死亡；阿司匹林组的主要终点时间是严重血栓事件、住院或死亡。

结果显示，秋水仙碱并未减少住院或死亡风险（3.4% vs 3.3%，*HR* 1.02，95%*CI* 0.72 ～ 1.43，*P*=0.926）；阿司匹林并未减少严重血栓事件、住院或死亡风险（3.0% vs 3.8%，*HR* 0.8，95%*CI* 0.57 ～ 1.13，*P*=0.211）。亚组分析包括基线疾病严重程度，从诊断到随机化时间，疫苗接种状态或治疗时间，也并未显示这两种治疗获益。对秋水仙碱应用于 COVID-19 住院（$n=15\,335$）及门诊（$n=8369$）患者进行最新荟萃分析，结果表明其对减少主要终点事件及预防死亡无益。

ACT Outpatient 试验及最新荟萃分析表明秋水仙碱或阿司匹林应用于门诊 COVID-19 患者并不能明显获益。疫苗接种可能仍是预防 COVID-19 及减少严重并发症的有效方法。

（山西省心血管病医院　张　伟　王　朝）

（十一）2022 ESC ACT Inpatient 试验：阿司匹林联合利伐沙班或单用秋水仙碱对住院 COVID-19 患者无获益

2022 年 8 月 ESC 会议上公布了 ACT Inpatient 试验的结果：阿司匹林联合利伐沙班或单用秋水仙碱不能减少住院 COVID-19 患者的高流量通气或机械通气使用及死亡事件，阿司匹林联合利伐沙班也不能减少患者血栓事件。

COVID-19 病情恶化的特点是高凝状态及炎症反应，最终可能导致多器官功能障碍及血栓栓塞。秋水仙碱可靶向抑制 SARS-COV-2 病毒激活的 NLRP3 炎性体，抑制炎症反应；阿司匹林联合利伐沙班可减少血栓栓塞事件发生。该试验采用这两种治疗方法，旨在减少住院 COVID-19 患者死亡和需要呼吸支持治疗的发生。

该试验共纳入 4730 例住院 COVID-19 患者，随机分配接受 28 天如下治疗：①秋水仙碱（负荷量 1.2mg，2 小时后 0.6mg，其后 0.6mg，每日 2 次，28 天）vs 对照组；②阿司匹林（100mg 每天，28 天）联合利伐沙班（2.5mg，每日 2 次，28 天）vs 对照组。采用析因设计评估两种治疗方法的独立作用及可能的累积效应。秋水仙碱组的主要终点事件是高流量通气或机械通气使用及死亡；阿司匹林联合利伐沙班组的主要终点事件是严重血栓形成、高流量通气或机械通气使用及死亡。

结果显示，秋水仙碱并未减少高流量通气或机械通气使用及死亡事件风险（28.2% vs 27.2%，*HR*=1.04，*95%CI* 0.9 ～ 1.28，*P*=0.578）；阿司匹林联合利伐沙班并未减少严重血栓形成、高流量通气或机械通气使用及死亡风险（26.4% vs 28.4%，*HR*=0.92，*95%CI* 0.78 ～ 1.09，*P*=0.324）。尽管强化抗凝可降低栓塞事件发生，但死亡率并无明显降低。亚组分析包括基线氧气需求，随机入重症监护病房，疫苗接种状态或从症状发作到随机化时间，也并未显示这两种治疗方法使患者获益。在对强化抗凝进行最新荟萃分析时发现，在 7503 例患者中，与对照组相比，强化抗凝治疗可减少约 50% 血栓栓塞情况；然而在 7640 例患者中，强化抗凝治疗并未降低死亡率。仅两项较小试验提示死亡率存在异质性，提示死亡率大幅降低（相对风险降低 46% ～ 77%）。

　　阿司匹林联合利伐沙班或单用秋水仙碱并不能改善住院 COVID-19 患者临床终点，未来我们应该做更多工作以减少 COVID-19 患者病情恶化。

（山西省心血管病医院　张　伟　王　朝）

（十二）2022 ESC MTT 研究：血管紧张素受体拮抗剂与 β 受体阻滞剂可延缓马方综合征进展

　　2022 年 8 月 ESC 会议上公布了 MTT 研究的结果：在既往无主动脉手术史的马方综合征患者中，血管紧张素受体拮抗剂可显著降低主动脉根部 Z 评分，β 受体阻滞剂拥有类似效果。

　　马方综合征通常由 *FBN1* 基因突变引起，主要表现为主动脉根部扩大，增加了主动脉夹层和破裂的风险。血管紧张素受体拮抗剂（ARBs）与 β 受体阻滞剂应用于马方综合征可以降低进展性主动脉根部扩大率，延缓马方综合征进展。但他们的单独或联合作用尚不能明确，该荟萃分析解决了此问题。MTT 研究最终将 7 项临床试验的 1442 例既往无主动脉手术史的马方综合征患者纳入分析，评估 ARBs 与对照组（安慰剂或开放对照组）、ARBs 与 β 受体阻滞剂，

间接的 β 受体阻滞剂与对照组的效果。主要终点是 Valsalva 窦水平测量的经体表面积校正的主动脉根部尺寸 Z 评分的年变化率。

对纳入 4 项试验 676 例患者的研究发现，中位随访时间为 3.0 年，ARBs 使主动脉根部尺寸 Z 评分的年变化率减半（+0.07 vs +0.13，绝对差异 –0.07，95% CI –0.12 ～ –0.01，P=0.012）。对主动脉绝对尺寸的分析观察到类似效果。对预先指定的二级亚组分析显示 ARBs 对 $FBN1$ 基因突变患者效果更显著（P=0.005），并且没有证据表明 β 受体阻滞剂会影响 ARBs 的最终效果（P=0.54）。

另一项分析纳入 3 项临床试验 766 例患者，比较了 ARBs 与 β 受体阻滞剂的最终效果，经过为期 3 年的中位随访，两组主动脉根部尺寸 Z 评分的年变化率相似（–0.08 vs –0.11，绝对差异 0.03，95% CI –0.05 ～ 0.10，P=0.48）。由此推算，β 受体阻滞剂和对照组之间主动脉根部尺寸 Z 评分的年变化率差异为 –0.09（95% CI –0.18 ～ 0.001，P=0.042）。

本次荟萃分析表明在既往无主动脉手术史的马方综合征患者中，ARBs 可将主动脉根部尺寸 Z 评分增加率降低约 50%，β 受体阻滞剂拥有类似效果。两者联合应用可能进一步降低主动脉扩大率，预计将延迟主动脉手术必要性。

（山西省心血管病医院　武志锋　王　朝）

（十三）2022 ESC AI-ENHANCED AS 研究：人工智能助力常规超声心动图识别重度主动脉瓣狭窄

2022 年 8 月 ESC 会议公布了 AI-ENHANCED AS 研究结果：人工智能决策支持算法（AI-DSA）有助于识别重度主动脉瓣狭窄（AS）患者，也有助于识别患者是否存在重大死亡风险。

随着人口老龄化的到来，主动脉瓣狭窄发病率逐渐增加。重度主动脉瓣狭窄患者一旦出现症状，应尽早进行手术。然而越来越多证据表明，即使非重度 AS，死亡风险也是升高的。因此既往通过主动脉瓣口面积、峰值流速、平均压差并不能完全满足临床需求。AI-ENHANCED AS 研究利用澳大利亚国家超声数据库（NEDA）中631 824 例患者的超声数据进行分析，数据库同时纳入患者的死亡信息。AI-DSA 应用数据库中 70% 数据作为训练集建立模型，剩余30% 数据作为验证集。使用混合密度神经网络，将训练集数据作为输入项，在混合密度模型中输出大量高斯分布的概率结果，不断循环直至得到满意的结果。

排除已行主动脉瓣置换术的患者，最终共纳入 179 054 例患者验证 AI-DSA 识别不同类型 AS 的能力。经过 ROC 曲线评估，AI-DSA 可准确识别重度 AS 患者。AI-DSA 共识别出 4622 例重度 AS 患者（2.5%），2606 例中重度 AS 患者（1.4%）。AI-DSA 识别的重度 AS 患者中，3566 例（77.2%）符合指南重度 AS 的诊断，两者存在交集。在 5 年死亡率比较方面，重度 AS 患者 5 年死亡率 67.9%，中重度 AS 患者 5 年死亡率 56.2%，低风险组 AS 患者为 22.9%。与低风险组相比，重度 AS 患者全因死亡率比值比 OR=2.80（95% CI 2.57～3.06），中重度 AS 患者全因死亡率比值比 OR=1.82（95% CI 1.63～2.02）。在 AI-DSA 识别的重度 AS 患者中，符合指南诊断标准的患者（77%）5 年全因死亡率为 69.1%；AI-DSA 识别的不符合指南诊断标准的 AS 患者 5 年全因死亡率为 64.4%。重度 AS 患者主动脉瓣峰值流速、平均压差和左心室质量指数显著高于非重度 AS 患者，舒张功能较非重度 AS 患者明显下降，主动脉瓣瓣口面积、左心室容积指数、左室射血分数、每搏输出量指数均低于非重度 AS 患者。

AI-DSA 系统全面分析常规超声心动图数据，有助于识别部分未满足指南诊断标准的重度 AS 患者，从而采取更积极的手术策略，改善此类人的远期预后。此外，本次研究发现中重度 AS 患者虽无手术指征，亦有较高的 5 年死亡率。

在医学大数据时代，人工智能研究在心血管医学领域呈爆发式增长，如疾病诊断、优化治疗、风险预测、医学影像学等领域的应用，具有极为广阔的发展及应用前景。今后，我们应该将更多目光聚焦于医学与大数据及人工智能相结合领域。

（山西省心血管病医院　武志锋　王　朝）

（十四）2022 ESC Causal AI 研究：Causal AI 系统
有助于个性化预测心血管疾病风险

2022 年 8 月 ESC 会议上公布了 Causal AI 研究结果：Causal AI 算法引入 LDL-C 和 SBP 的因果效应，增强了根据 LDL-C 和 SBP 估计心血管疾病的准确性，并提示从任何年龄开始并持续降低 LDL-C、SBP 或两者的益处。

既往研究表明，生命早期维持较低的 LDL-C 和 SBP 有助于进一步降低心血管疾病风险。然而，降低 LDL-C 和 SBP 的最佳时机、持续时间和强度尚不清楚。以往临床医生通常使用风险评估算法（如英国学会联合会算法 JBS3）评估心血管疾病高危患者是否可从治疗中获益。本研究旨在评估当前的风险评估算法是否可准确估计由 LDL-C 和 SBP 引起的心血管事件的风险，并评估在任何年龄开始并持续任何时间降低 LDL-C 和 SBP 或两者兼有的益处；此外，评估纳入 LDL-C 和 SBP 的因果效应是否可提高对心血管事件预测的准确度。

Causal AI 算法用于评估 180 万人中 LDL-C 和 SBP 在离散时间单位暴露中的影响（以先前的暴露为条件）。该研究纳入 1 320 974 例患者，评估 140 个与 LDL-C 相关的遗传变异和 202 个与 SBP 相关的遗传变异。纳入 76 项共涉及 527 512 例患者的 LDL-C 和 SBP 降低疗法的随机试验。此外，还在单独和添加 LDL-C 与 SBP 的因果效应后，对 JBS3 心血管风险算法进行了评估。在英国生物银行的 445 771 名参与者的独立样本中，评估这些算法在预测生命周期风险和收益方面的效果；在 48 315 名参加 LDL-C 和 SBP 降低试验的患者中，评估这些算法在预测 LDL-C 和 SBP 降低疗法获益的精确程度。受试者被分为 6 组，低 LDL-C 组（LDL-C 123.1mg/dl），高 LDL-C 组（LDL-C 149.8mg/dl），低 SBP 组（SBP135.2mmHg），高 SBP 组（SBP140.2mmHg），低 SBP 和 LDL-C 组（SBP135.0mmHg，LDL-C123.9mg/ml），高 SBP 和 LDL-C 组（SBP139.9mmHg，LDL-C 149.8mg/ml）。主要结局是主要冠状动脉事件（MCE），定义为首次发生致命性或非致命性心肌梗死或冠状动脉血运重建。次要结局是主要心血管事件（MCVE），定义为首次发生主要冠状动脉事件或非致死性缺血性卒中。

研究发现：①JBS3 算法系统性低估了终生维持较高 LDL、SBP 或两者兼有的主要冠脉事件风险，并高估了终身维持较低 LDL、SBP 或两者兼有的风险；与之相比，Causal AI 避免了这样的系统性失误，准确估计了所有年龄段、暴露于较高或较低水平 LDL、SBP 或两者兼有的人群的 MCE 事件的风险。②JBS3 算法系统性低估了终身维持较低 LDL、SBP 或两者兼有的益处；与之相比，Causal AI 系统纳入因果效应，准确估计了各年龄人群终身维持较低 LDL、SBP 或两者兼有的获益。③与过往随机试验相比，JBS3 算法系统性低估了高龄人群降低 LDL、SBP 或两者兼有的益处；Causal AI 系统准确估计了降低 LDL、SBP 或两者兼有的益处。

通过 AI 将因果效应纳入风险评估算法，可更进一步准确估计 LDL 和 SBP 引起的基线心血管疾病风险，并提示早期控制 LDL 和 SBP 可进一步获益，有助于个性化估计降低 LDL-C 和 SBP 的最佳时机、持续时间和强度，有助于降低医保经济负担，提高临床获益。

因果关系理论与人工智能及医学的结合为我们的医学研究提供了新思想、新途径。因果人工智能可以帮助我们识别因果关系之间的准确关系，有助于进一步预测疾病风险，提供治疗新思路，更好地为临床实践提供信息。

（山西省心血管病医院　郭彦青　王　朝）

指南更新

一、肺动脉高压诊断和治疗指南

2022 年 8 月 26 日，ESC 会议发布了最新肺动脉高压诊断和治疗指南。时隔 7 年，新版指南依据更多的临床研究结果及循证医学证据，在肺动脉高压的分型、诊断、治疗等多方面进行了更新。具体要点更新如下。

（一）肺动脉高压的血流动力学定义及分类

在原来肺动脉高压指南基础上，修订肺动脉高压的血流动力学定义为：mPAP > 20mmHg 即诊断肺动脉高压。毛细血管前性肺动脉高压定义为：mPAP > 20mmHg、PAWP ≤ 15mmHg 且 PVR > 2WU。单纯毛细血管后性肺动脉高压（IpcPH）血流动力学定义为：mPAP > 20mmHg、PAWP > 15mmHg 且 PVR ≤ 2WU。混合性毛细血管后性肺动脉高压（CpcPH）血流动力学定义为：mPAP > 20mmHg 、PAWP > 15mmHg 且 PVR > 2WU。运动肺动脉高压血流动力学定义为：静息和运动之间的 mPAP/CO 斜率 > 3mmHg/（L·min）。同时，新版指南对 RHC 及急性血管反应性试验的推荐级别进行了提升。建议右心漂浮导管包括一套完整的血液动力学检查，并按照标准化方案进行（Ⅰ）。同时对于 RHC 中急性血管反应性试验所需药物进行的明确推荐：推荐吸入一氧化氮、吸入伊洛前列素或静脉注射依前列醇进行血管反应试验（Ⅰ）。在肺动脉高压分类上，延续了既往指南中推荐的五大类肺动脉高压的分类方法，但在第五大类肺动脉高压，即机制不明确和（或）多因素的 PH 分类中，增加了慢性肾衰竭。

（二）肺动脉高压的诊断与管理

在肺动脉高压的诊断策略上，强调两点，即建议通过心电图、心脏彩超等无创性检查，早期筛查出可能的 PH 患者。

建议根据异常的三尖瓣反流速度（TRV）和其他提示肺动脉高压的超声心动图征象以确定超声心动图发现 PH 的可能性（Ⅰ）。根据更新的血流动力学定义，建议维持当前 TRV 阈值（＞2.8 m/s）以确定超声心动图发现 PH 的可能性（Ⅰ）。根据超声心动图检查 PH 的可能性，应根据临床情况（即症状和 PAH/CTEPH 的危险因素或相关条件）考虑进一步检查（Ⅱa）。对有症状的患者，如果超声心动图显示 PH 的可能性中等，可考虑用 CPET 进一步确定 PH 的可能性（Ⅱb）。

另外，目标之二在于建议尽可能通过系统详细的检查，明确 PAH 患者的基础疾病。新版指南在 PAH 和 CTEPH 的筛查和检测上进行了改进。对于 SSc 患者，建议每年进行 PAH 风险评估（Ⅰ）。在 SSc 病程大于 3 年、FVC ≥ 40% 和 DLCO ＜ 60% 的成人患者中，建议使用 DETECT 算法识别无症状 PAH 患者（Ⅰ）。对于无创评估后仍无法解释呼吸困难发生原因的 SSc 患者，建议使用 RHC 排除 PAH（Ⅰ）。在 SSc 患者中，应考虑基于呼吸困难的评价，结合超声心动图或 PFTs 和 BNP/NT-proBNP 以评估发生 PAH 的风险（Ⅱa）。在管理 SSc 患者的医院中应考虑评估 PAH 风险的策略（Ⅱa）。对于有症状的 SSc 患者，可考虑运动超声心动图、CPET 或 CMR 帮助决定是否进行 RHC（Ⅱb）。对于具有 SSc 重叠特征的 CTD 患者，可考虑每年进行一次 PAH 风险评估（Ⅱb）。对于 PE 后持续/新发呼吸困难或运动受限的患者，建议进行进一步诊断检查以评估 CTEPH/CTEPD 的可能（Ⅰ）。对于急性 PE 抗凝治疗超过 3 个月后灌注不匹配肺缺损的症状性患者，在考虑超声心动图、BNP/NT-proBNP 和

（或）CPET 结果后，建议转诊至 PH/CTEPH 中心（Ⅰ）。建议对 PAH 致病基因突变检测呈阳性的个体和 HPAH 患者的一级亲属进行 PAH 风险咨询和年度筛查（Ⅰ）。对于转诊的肝移植患者，超声心动图被推荐为 PH 的筛查检查（Ⅰ）。有症状的 CTD、门静脉高压或 HIV 患者应考虑进一步检查［超声心动图、BNP/NT-proBNP、PFT 和（或）CPET］以筛查 PAH（Ⅱa）。

其次，在评价 PAH 患者的疾病严重程度和死亡风险上，新版指南进一步细化了 PAH 的危险分层。对于初诊的 PAH 患者，继续沿用 2015 版指南的低危、中危、高危三分层模型，同时增加了心脏超声、心脏磁共振的预后参数，并根据注册登记研究的结果，对低、中、高危患者对应的 1 年死亡率从原 < 5%、5% ~ 10%、> 10% 修改为 < 5%、5% ~ 20%、> 20%。具体更新如下：对于诊断时的风险分层，建议使用三层模型（低、中和高风险），同时考虑所有可用参数，包括血流动力学（Ⅰ）。对于随访期间的风险分层，建议使用基于 WHO-FC、6MWD 和 BNP/NT-proBNP 的四层模型（低、中 - 低、中 - 高和高风险），必要时考虑增加其他变量（Ⅰ）。在某些 PAH 病因和合并症患者中，应根据个体情况考虑优化治疗，同时承认低风险并不总是可以实现的（Ⅱa）。

（三）肺动脉高压的治疗

首先，在一般措施和特殊情况上，提高了 PAH 患者运动康复的推荐级别。建议在接受药物治疗的 PAH 患者中进行有监督的运动训练（Ⅰ）。同时，基于目前疫情形势，建议 PAH 患者接受 SARS-CoV-2（新冠病毒）、流感和肺炎链球菌免疫接种（Ⅰ）。在存在缺铁性贫血的情况下，建议纠正 PAH 患者的铁状态（Ⅰ）。在无贫血的情况下，伴有铁缺乏的 PAH 患者可考虑补铁（Ⅱb）。通常不建议 PAH 患者使用抗凝治疗，但可根据个体情况考虑使用（Ⅱb）。除非合并症（例如，高血压、冠状动脉疾病、左心衰竭或心律失常）

需要，否则不建议 PAH 患者使用 ACEI、ARB、ARNI、SGLT2 抑制剂、β 受体阻滞剂或伊伐布雷定（Ⅲ）。对于吸氧或海平面动脉血氧分压＜ 8kPa（60mmHg）的患者，建议在飞行中使用 O_2（Ⅰ）。对于需要麻醉的患者，应考虑在 PH 中心进行多学科会诊，以评估风险和效益（Ⅱa）。另外，对于育龄女性妊娠问题，新版指南进行了以下更新。建议 PAH 育龄女性患者在诊断时接受妊娠相关风险和不确定性的咨询；这应包括不建议妊娠，并在需要时接受心理支持（Ⅰ）。建议向 PAH 育龄女性提供明确的避孕建议，考虑女性的个体需求，但应认识到避孕失败对 PAH 的影响较大（Ⅰ）。建议考虑妊娠或即将妊娠的 PAH 女性在经验丰富的 PH 中心接受及时咨询，以促进遗传咨询和共同决策，并在需要时向患者及其家人提供心理支持（Ⅰ）。对于终止妊娠的 PAH 女性，建议在 PH 中心进行，并向患者及其家人提供心理支持（Ⅰ）。对于希望生育的 PAH 女性患者，在条件允许的情况下，可以考虑收养和通过孕前遗传咨询来代孕（Ⅱb）。由于内皮素受体拮抗剂和利奥西呱的临床前模型中报告了致畸潜力，妊娠期间不推荐使用这些药物（Ⅲ）。

对于特发性、遗传性或药物相关性肺动脉高压且血管反应阳性患者的治疗，更新如下。对于 WHO-FC Ⅰ 或 Ⅱ 级的 IPAH、HPAH 和 DPAH 患者，如果血流动力学明显改善（mPAP＜ 30mmHg 和 PVR ＜ 4WU），建议继续使用大剂量 CCB（Ⅰ）。对于血管反应试验阳性但对 CCB 类药物长期反应不充分，需要额外 PAH 治疗的患者，应考虑继续 CCB 类药物治疗（Ⅱa）。对于无心肺合并症的特发性、遗传性或药物相关性肺动脉高压且血管反应性阴性患者的治疗，建议对于死亡风险较高的 IPAH/HPAH/DPAH 患者，应考虑 PDE5i+ERA+前列环素类似物的初始联合治疗（Ⅱa）。对于中低死亡风险的 IPAH/HPAH/DPAH 患者，在接受 ERA/PDE5i 治疗基础上，应考虑加用司来帕格（Ⅱa）。对于中 - 高或高死亡风险的 IPAH/HPAH/DPAH 患者，在接受 ERA/PDE5i 治疗基础上，可考虑加用前列环素类似物并转诊进行肺移植（LTx）评估（Ⅱa）。对于接受 ERA/PDE5i 治疗

的中 - 低死亡风险的 IPAH/ HPAH/DPAH 患者，可考虑从 PDE5i 转换为利奥西呱（Ⅱb）。对于上述患者的初始口服药物方案，建议安立生坦或马昔腾坦和他达拉非的初始联合治疗（Ⅰ）。应考虑其他 ERA 和 PDE5i 的初始联合治疗（Ⅱa）。不推荐使用马昔腾坦、他达拉非和司来帕格的初始联合（Ⅲ）。序贯联合药物治疗方案，建议根据风险评估和一般治疗策略，进行治疗升级（Ⅰ）。建议在 PDE5i 或口服 / 吸入前列环素类似物基础上，加用马昔腾坦，以降低发病 / 死亡事件的风险（Ⅰ）。建议在 ERA 或 PDE5i/ 利奥西呱单药治疗的基础上加用口服曲前列尼尔，以减少发病 / 死亡事件的风险（Ⅰ）。不建议在西地那非基础上加用波生坦以降低发病 / 死亡事件的风险（Ⅲ）。应考虑在波生坦基础上加用利奥西呱，以提高运动能力（Ia）。对于特发性、遗传性或药物相关性肺动脉高压伴心肺合并症的血管反应阴性患者的治疗方案，更新如下。对于伴有心肺合并症的 IPAH/HPAH/DPAH 患者，应考虑 PDE5i 或 ERA 进行初始单药治疗（Ⅱa）。对于伴有心肺合并症的 IPAH /HPAH/DPAH 患者，虽接受 PDE5i 或 ERA 单药治疗但仍存在中或高死亡风险时，应基于患者个体情况考虑使用其他 PAH 药物（Ⅱb）。对肺动脉高压患者的重症监护管理，建议在 ICU 治疗合并右心衰竭的患者时由具有专业知识的医生参与，治疗致病因素，并酌情使用支持治疗，包括正性肌力药和血管加压药、液体管理和 PAH 药物（Ⅰ）。机械循环支持可能是某些特定患者移植或康复的桥梁，如果现有医院缺乏此类资源，应考虑转院（Ⅱa）。对口服联合治疗反应不充分，显示为中 - 高 / 高风险，或 REVEAL 风险评分＞ 7 的患者，建议转诊进行肺移植（LTx）评估（Ⅰ）。尽管接受了最佳药物治疗（包括皮下注射或静脉注射前列环素类似物），但仍存在高死亡风险或 REVEAL 风险评分≥ 10 的患者，可考虑 LTx（Ⅰ）。对于药物或毒素相关的 PAH，建议对有相关暴露且排除其他 PH 病因的患者诊断为药物或毒素相关 PAH（Ⅰ）。在疑似药物或毒素相关 PAH 患者中，建议尽快停用相关药物 / 毒物（Ⅰ）。诊断时存在中 / 高风险的 PAH 患者应考虑立即进行 PAH 治疗（Ⅱa）。低危 PAH 患者应在停用可疑药物或毒素 3～4 个月后重新评估，当血流动力学未恢复正常时可考虑进行 PAH 治疗（Ⅱb）。对于结缔组织疾病相关肺动脉高压，建议 CTD 相关 PAH 患者根据现行指南治疗基础疾病（Ⅰ）。对于 HIV 感染相关的肺动脉高压，建议 HIV 感染相关 PAH 患者根据现行指南进行抗逆转录病毒治疗（Ⅰ）。HIV 感染相关 PAH 患者应考虑初始单药治疗，必要时进行序贯联合治疗，同时考虑合并症的影响和药物相互作用（Ⅱa）。对于与门静脉高压相关的肺动脉高压，建议超声心动图推荐用于有 PH 的体征或症状的肝病或门静脉高压症患者，并作为评价肝移植或门体静脉分流患者的筛查工具（Ⅰ）。对于门静脉高压相关 PAH 患者，考虑其潜在的肝脏疾病和肝移植指征，初始应考虑单药治疗，必要时考虑序贯联合治疗（Ⅱa）。对于门脉高压相关的 PAH 患者，只要 PVR 在 PAH 治疗后正常或接近正常，就应根据患者个体情况考虑进行肝移植（Ⅱa）。获批用于 PAH 的药物不推荐用于门静脉高压和未分类 PH 患者（mPAP 升高、CO 升高和 PVR 正常）（Ⅲ）。对于先天性心脏病相关 PAH 患者，手术封堵推荐更新如下。建议根据肺血管阻力计算的肺循环流量比＞ 1.5：1 的患者的分流封堵：对于合并 ASD、VSD 或 PDA，且 PVR ＜ 3WU 的患者，建议分流封堵（Ⅰ）。对于合并 ASD、VSD 或 PDA 且 PVR 为 3～5WU 的患者，应考虑分流封堵（Ⅱa）。对于 PVR ＞ 5WU 的 ASD 患者，在 PAH 治疗后 PVR 降至＜ 5 WU 时，可考虑分流封堵（Ⅱb）。对于 PVR ＞ 5 WU 的 VSD 或 PDA 患者，建议在专科中心仔细评估后可考虑分流封堵（Ⅱb）。对于经 PAH 治疗但 PVR ＞ 5 WU 的 ASD 患者，不建议分流封堵（Ⅲ）。建议对缺损封堵后持续存在 PAH 的患者进行风险评估（Ⅰ）。艾森门格综合征患者应考虑进行风险评估（Ⅱa）。波生坦推荐用于有症状的艾森门格综合征患者以提高运动能力（Ⅰ）。缺铁患者应考虑补铁治疗（Ⅱa）。在成人 CHD 矫正后的 PAH 患者中，对于低风险和中等风险患者，应考虑使用获批用于 PAH 的药物进行初始口服联合治疗，而对于高风险的患者应考虑使用包括静脉

注射 / 皮下注射前列环素类似物的初始联合治疗（Ⅱa）。对于包括艾森门格综合征在内的成人 CHD 患者，如果患者未达到治疗目标，应考虑序贯联合治疗（Ⅱa）。对于艾森门格综合征的女性，不建议妊娠（Ⅲ）。对于艾森门格综合征患者，不建议常规行静脉切开术以降低升高的血细胞比容（Ⅲ）。对于有肺静脉 / 肺毛细血管受累征象的肺动脉高压，建议结合临床和放射学检查结果、ABG、PFTs 和基因检测来诊断有肺静脉 / 肺毛细血管受累征象的 PAH（PVOD/PCH）（Ⅰ）。在 PVOD/PCH 患者中，可考虑使用获批用于 PAH 的药物，并仔细监测临床症状和气体交换（Ⅱb）。不建议通过肺活检来确认 PVOD/PCH 诊断（Ⅲ）。对于儿童肺动脉高压，建议进行诊断性检查，包括 RHC 和急性血管反应试验，并在具有儿科 PH 专业知识的中心治疗患有 PH 的儿童（Ⅰ）。在 PH 儿童中，建议进行综合检查，以确定诊断和具体病因（与成人相似，但根据年龄进行调整）（Ⅰ）。建议使用 RHC 以确定 PH 诊断，最好在开始任何 PAH 治疗前进行（Ⅰ）。在 IPAH/HPAH 儿童中，建议进行急性血管反应试验，以发现那些可能从钙通道阻滞剂治疗获益的患者（Ⅰ）。建议将儿童急性血管反应试验阳性反应定义为与成人相似，即 mPAP 降低 $\geq$ 10mmHg 以达到 mPAP 绝对值 $\leq$ 40mmHg，同时 CO 增加或不变（Ⅰ）。对于 PAH 儿童，建议采用基于风险分层和治疗反应的治疗策略，该策略是根据成人治疗策略所推断的，但需根据年龄进行调整（Ⅰ）。建议通过连续评估包括临床评估、超声心动图评价、生化标志物和运动耐量的评估在内的一组数据来监测 PAH 儿童的治疗反应（Ⅰ）。应将达到并维持低风险状态视为对 PAH 儿童的充分治疗反应（Ⅱa）。建议对患有支气管肺发育不良的婴儿进行 PH 筛查（Ⅰ）。对于患有（或有可能患有）支气管肺发育不良和 PH 的婴儿，建议在开始 PAH 治疗前先治疗肺部疾病，包括缺氧、误吸和结构性气道疾病，并优化呼吸支持（Ⅰ）。在新生儿和婴儿中，考虑到 PH 经常与发育中的血管和肺实质疾病有关，应考虑采用不同于大龄儿童和成人的诊断和治疗方法（Ⅱa）。对于左心疾病（LHD）相关的肺动脉高压，建议对于合并 LHD 的疑似 PH 患者，使用 RHC 有助于管理决策（Ⅰ），对于伴或不伴 LHD 的重度三尖瓣关闭不全的患者，建议在外科或介入瓣膜修复术前进行 RHC 检测（Ⅰ）。对于合并 LHD 的疑似 PH 患者，若伴有重度毛细血管前性和（或）RV 功能障碍标志物的特征，建议转诊至 PH 中心进行完整的诊断检查（Ⅰ）。对于合并 LHD 的伴有重度毛细血管前性（如 PVR > 5WU）的 LHD 和 CpcPH 患者，建议采用个体化治疗策略（Ⅰ）。存在多种 LHD 危险因素的 PH 患者，若接受 PAH 药物治疗后，静息时 PAWP 正常，但对运动或容量负荷试验异常，建议密切监测（Ⅰ）。对于 RHC 测量的 PAWP 处于临界值（13 ～ 15mmHg）且存在 HFpEF 特征的 PH 患者，可考虑进行额外的运动或容量负荷试验以确定是否存在毛细血管后 PH（Ⅱb）。对于与肺部疾病和（或）缺氧相关的肺动脉高压，如果怀疑肺病患者患有 PH，建议进行超声心动图检查，并结合 ABG、PFT（包括 DLCO 和 CT 成像）以解释检查结果（Ⅰ）。对于疑似存在 PH 的肺病患者，建议优化基础肺病的治疗，并在必要时优化其低氧血症、睡眠呼吸障碍和（或）肺泡通气不足的治疗策略（Ⅰ）。对于疑似存在重度 PH 的肺病患者，或对 PH 治疗存在不确定性的患者，建议转诊至 PH 中心（Ⅰ）。在肺病和重度 PH 患者中，建议对疑似存在重度 PH 的肺病患者采用个体化治疗（Ⅰ）。建议对符合条件的合并肺病的 PH 患者进行 LTx 评估（Ⅰ）。对于疑似有 PH 的肺病患者，如果预测测试结果有助于制定治疗策略，则建议使用 RHC（Ⅰ）。间质性肺疾病相关 PH 患者可考虑使用曲前列环素干粉吸入剂（Ⅱb）。不建议特发性肺间质纤维化相关 PH 患者使用安立生坦（Ⅲ）。不建议特发性间质性肺炎相关 PH 患者中使用利奥西呱（Ⅲ）。对于 CTEPH 和无肺高压的 CTEPD，推荐所有 CTEPH 患者终身接受治疗剂量的抗凝药物治疗（Ⅰ）。建议对 CTEPH 患者进行抗磷脂综合征检测（Ⅰ）。对于合并 CTEPH 和抗磷脂综合征的患者，建议使用 VKA 进行抗凝治疗（Ⅰ）。建议 CTEPH 团队对所有 CTEPH 患者进行检测，以评估多模式管理的疗效（Ⅰ）。对于合并手术可及的肺动脉内纤维血栓栓塞的 CTEPH 患者，PEA 可作为首选治疗方法（Ⅰ）。BPA 推荐用于技术上无法手术或 PEA 术后残余 PH 和远端病变，且符合 BPA 适应证的患者（Ⅰ）。建议将利奥西呱用于无法手术或 PEA 术后出现持续 / 复发 PH 的有症状的 CTEPH 患者（Ⅰ）。建议在 PEA 和 BPA 术后，以及接受药物治疗的 CTEPH 患者进行长期随访（Ⅰ）。对于 PEA 术后持续存在 PH 症状的患者和无法手术治疗的 CTEPH 患者，应考虑采用多模式治疗策略（Ⅱa）。对于不伴有 PH 的 CTEPD 患者，应根据个体情况考虑长期抗凝治疗（Ⅱa）。对于不伴有 PH 的 CTEPD 患者，可考虑进行 PEA 或 BPA 治疗（Ⅱa）。对于无法手术的 CTEPD，或在 PEA 术后出现持续 / 复发 PH 的 WHO–FC Ⅲ - Ⅳ 级的患者，可考虑皮下注射曲前列尼尔（Ⅱb）。在无法进行手术的症状性 CTEPH 患者中，可考虑超说明书使用获批用于 PAH 的药物（Ⅱb）。在无法进行手术的 CTEPH 患者中，可考虑联合使用 sGC 刺激剂 /PDE5i、ERA 或胃肠外前列环素类似物（Ⅱb）。对于远端病变比例较高且 PEA 手术风险获益比较低的可进行手术的患者，可考虑 BPA 治疗（Ⅱb）。

（四）肺动脉高压中心的建设

建议 PH 中心保留患者登记表（Ⅰ）。建议 PH 中心与患者协会合作（Ⅰ）。应考虑对 PH 中心进行认证（Ⅰ）。PH 中心应随访足够数量的患者以保持专业知识（至少 50 例 PAH 或 CTEPH 患者，每月至少有 2 次新的 PAH 或 CTEPH 转诊记录），并考虑与高容量中心建立合作关系（Ⅱa）。

最后，在 2022ESC/ERS 肺动脉高压诊断与治疗指南的建议下，临床医师仍应参考我国实际情况以更好地指导指南实践，同时也期待我国肺动脉高压领域能开展多中心临床研究，总结经验，能够有更多的循证医学证据指导我国肺动脉高压的临床治疗。

（山西省心血管病医院　韩学斌　盖婉丽）

二、肿瘤心脏病学指南

2022 年欧洲心脏病学会年会（ESC 2022）重磅发布《2022 ESC 肿瘤心脏病指南》，本指南是继《2016 ESC 肿瘤治疗与心血管毒性立场性文件》后，又一里程碑式文件，是由欧洲血液病协会（EHA）、欧洲放疗与肿瘤协会（ESTRO）、国际肿瘤心脏病协会（IC–OS）联合发布肿瘤心脏病的首部指南。该指南借鉴近年来越来越多的循证医学证据，包含了 272 条新推荐，对抗肿瘤治疗相关心血管毒性（cancer therapy–related cardiovascular toxicity，CTRL–CVT）的定义、诊断、治疗和预防，以及由肿瘤直接或间接引起的心血管疾病（CVD）的管理提供指导。

（一）肿瘤治疗相关心血管毒性新定义

肿瘤治疗相关心血管毒性（cancer therapy–related cardiovascular toxicity，CTR–CVT）涉及各种类型的心血管疾病，在肿瘤心脏病发展探索过程中，对 CTR–CVT 的定义未形成规范，导致诊断和管理的混乱。此次欧洲心脏病学会发布的肿瘤心脏病学指南对 CTR–CVT 进行了明确的定义，对肿瘤治疗相关的心功能不全/心力衰竭/心肌病、心肌炎、血管毒性、高血压、心律失常、QT 间期延长进行了明确规范的定义。

（二）抗肿瘤治疗前的基线心血管毒性风险分层

该指南更新了心血管毒性风险评估方法。在以往评估工具（如病史、体格检查、心电图、生物标志物、心脏影像学）基础上，引入心肺功能评估及基因筛查，可更全面地评估心血管健康状态及 CTR–CVT 的危险分层，且首次提出肿瘤手术前心血管疾病风险因素。

对于肿瘤患者，考虑心血管病预防策略的最佳时间是在抗肿瘤治疗前；对心血管毒性风险高危和极高危患者进行心脏肿瘤咨询是必不可少的；根据心血管毒性风险评估的结果，制订个体化的心血管监测和随访策略，并适当地将高危患者转诊到肿瘤心脏病学服务中心。本指南列出了关于心血管毒性风险的评估方法、评估流程及心血管毒性风险分类建议。

（三）抗肿瘤治疗期间心血管并发症的预防和监测流程

对于各类肿瘤治疗相关的心血管毒性管理，指南提出了明确推荐。抗肿瘤治疗（包括蒽环类药物、HEAR2靶向治疗等）在改善肿瘤患者生存预后的同时，可能产生缺血性心肌病、高血压、心肌炎、心律失常、心功能不全等心血管毒性，因此在肿瘤治疗前、治疗中及治疗后进行临床评估（包括超声心动图、心脏生物标志物、心脏磁共振、心电图）尤为重要。指南中详细指出了肿瘤治疗相关心血管毒性事件的预防策略。肿瘤患者根据既往是否存在心血管病可分为两类人群，对于既往无心血管病史或肿瘤治疗相关心血管毒性的患者，可以考虑采用一级预防策略；而二级预防则对既往或活动性CVD或既往CTR-CVT患者进行干预。抗肿瘤治疗相关的心血管毒性风险可能会因癌症的类型、分期、抗肿瘤药物、剂量和潜在并发症而有所不同。CTR-CVT预防性治疗的指征一直是肿瘤心脏病学探索的焦点，本指南结合患者CTR-CVT危险分层及肿瘤治疗方案，提出一级预防预防策略；且根据治疗方案不同、危险分层不同，制订了个体化的随访监测流程。

（四）接受抗肿瘤药物患者急性、亚急性CTR-CVT的诊断与管理

指南推荐协同多学科团队（multidisciplinary team，MDT）来讨论抗肿瘤治疗中出现急性心血管并发症的患者。对于在肿瘤治疗期

间和之后出现新的 CTR-CVT 的肿瘤患者，推荐转诊到专门的肿瘤心脏病服务中心帮助肿瘤患者 CVD 的预防和管理，一般应遵循针对特定 CVD 的 ESC 指南。指南分别从肿瘤治疗相关的心功能不全、冠状动脉疾病、瓣膜病、心律失常、高血压、血栓栓塞事件、肺动脉高压、出血风险、外周动脉疾病及心包疾病这 10 个方面阐述了肿瘤所致心血管毒性的诊断及管理办法。

1. 抗肿瘤治疗相关心功能不全　指南对于不同抗肿瘤治疗（蒽环类化疗药物、HEAR2、免疫检查点抑制剂、CAR-T、造血干细胞移植及 Takotsubo 综合征这 6 个方面）引起的心脏功能障碍具体归纳总结了个体化的诊断及管理流程，肿瘤治疗相关心脏功能障碍的诊断包括新的心血管症状、心血管显像上新的心功能异常和（或）心脏生物标志物的新增加。对于此类患者，建议进行多学科讨论，以评估继续使用当前化疗方案的风险 / 获益比。以蒽环类化疗药相关的心功能不全为例，对于在抗心力衰竭治疗下左心室功能恢复后出现轻、中度症状心功能不全，或中度、重度无症状心功能不全的患者，建议进行多学科讨论重启蒽环类化疗。如果能够继续蒽环类药物化疗，除了继续以目标剂量使用 ACEI/ARB 和 β 受体阻滞剂外，还提出以下 3 点建议：首先，尽量减少蒽环类药物化疗的剂量；第二，改用脂质体蒽环素制剂；第三，在每个蒽环类化疗周期前用右雷佐生进行预处理。

2. 免疫检查点抑制剂相关性心肌炎　心肌炎是免疫检查点抑制剂（immune checkpoint inhibitor，ICI）的一种严重并发症，病死率高，最常发生在治疗的前 12 周，但晚期病例（20 周后）也可能发生。其他与 ICI 相关的 CV 毒性，包括血脂异常、急性冠脉综合征、血管炎、房室传导阻滞、室上和室性心律失常、猝死、TTS、非炎症性 LVD、心包炎、心包积液和缺血性卒中，其中发生心肌炎（OR 4.42）和血脂异常（OR 3.68）的风险更高，指南列出了 ICI 相关性心肌炎患者的管理流程。

3. 冠心病　在冠心病方面，肿瘤治疗相关的心血管毒性和肿瘤诱导的促炎和血栓前状态使肿瘤患者患冠心病的风险增加。目前肿瘤患者中患急性冠脉综合征患者的比例正在上升。指南中对急性冠脉综合征提出的相应治疗建议，肿瘤患者冠心病的治疗与普通人群的总体原则相似，包括药物治疗、PCI 或 CABG，但治疗策略上存在一些特殊性和挑战性，指南建议建立多学科会诊团队，根据肿瘤的分期和预后、冠心病的严重程度及合并症等，制订个体化的治疗方案。

4. 瓣膜病　肿瘤患者中新的或恶化的瓣膜性心脏病可能与同时存在的其他并发症相关，包括肿瘤治疗相关心功能不全、急性冠脉综合征、肺动脉高压、心内膜炎、心脏肿瘤和机械性人工瓣膜血栓形成。

5. 心律失常

（1）房颤：在肿瘤治疗期间新发房颤的概率为 2% ～ 16%。血栓栓塞 / 出血风险评估及抗凝策略的选择常是房颤合并肿瘤患者管理的棘手问题，本次指南首次提出了房颤合并肿瘤患者抗凝管理的结构化流程，在 CHA2 DS2-VASc、HES-BLED 评分基础上，开拓性地总结出 TBIP 血栓 / 出血评估管理模式。

（2）室性心律失常：肿瘤治疗相关的心律失常（VA）的治疗应遵循一般人群心律失常管理指南，对于无症状的可自行终止的 VA，一般无须停药，除非患者有其他心血管疾病危险因素或持续的心电图异常。对于有症状的 VA，肿瘤治疗应减量或暂停，心内科医生参与评估诊治。复发性危及生命的症状性 VA 需要紧急干预。ⅠA、ⅠC、Ⅲ类抗心律失常药物常因药物相关作用及 QTc 延长的风险而应用受限。β 受体阻滞剂及ⅠB 类抗心律失常药物的药物相互作用及 QTc 延长的风险较小，如合并 CTRCD 时，更推荐应用 β 受体阻滞剂，当患者合并结构性心脏病或血流动力学不稳定时，胺碘酮是首选药物。肿瘤治疗相关的很多室性心律失常与 QT 间期延长相关。在启动肿瘤治疗前，应评估基线 QTc，纠正可逆诱因，且在肿瘤治疗过程中，应动态监测。

6. 高血压　肿瘤患者的动脉高血压可能是由抗肿瘤治疗（如 VEGFi、第二代和第三代 BCR-ABL TKI、布加替尼、伊布替尼、氟嘧啶、顺铂、阿比龙、比卡鲁胺、苯扎鲁胺），非癌症药物（如糖皮质激素、非甾体抗炎药）和其他因素包括压力、疼痛、过度饮酒、肾损害、未经治疗的睡眠呼吸暂停、肥胖和减少运动引起，具体管理流程见指南。

7. 血栓栓塞　　血栓栓塞是肿瘤常见并发症，在肿瘤及其治疗期间发生的血栓栓塞事件包括静脉血栓栓塞（VTE）和动脉血栓栓塞（ATE），统称为肿瘤相关血栓形成。指南中总结了肿瘤患者发生静脉血栓栓塞事件危险因素及抗凝方法。

8. 肺动脉高压　　所有 5 大类肺高血压（PH）均可见于癌症患者。一些抗癌药物（卡菲佐米、博苏替尼、达沙替尼、波那替尼、干扰素 α）可以引起第一大类肺高血压 [动脉性肺动脉高压（PAH）]。左心疾病相关肺高血压（第二大类）与导致心力衰竭的药物（如蒽环类）有关。肺部疾病相关肺高血压（第三大类）与导致肺纤维化的药物和治疗（如博来霉素，胸部放疗）有关。癌症患者最常合并的肺血管疾病是静脉血栓栓塞，可引起慢性血栓栓塞性 PH（第四大类）。中心静脉置管是癌症管理过程中引起慢性血栓栓塞性 PH 的重要原因。其他肺动脉阻塞性因素导致的第四大类 PH 包括血管肉瘤和其他恶性肿瘤（如肾癌、子宫癌、睾丸生殖细胞肿瘤）。第五类为未明多因素机制所致肺动脉高压，即存在多种导致肺血管受累的复杂因素。肿瘤合并 PH 患者的整体管理策略应基于 2022 年欧洲心脏病学会（ESC）/ 欧洲呼吸学会（ERS）肺高血压诊断和治疗指南。将患者转诊至 PH 中心与肿瘤医生团队合作进行多学科管理。

此外，指南对于急性、亚急性心血管毒性的诊断与管理，出血并发症、外周动脉疾病、心包疾病、心包炎、心包积液管理流程都有提及。

（五）肿瘤治疗结束后心血管事件风险评估

抗肿瘤治疗结束后心血管事件风险评估应持续至肿瘤治疗结束后 12 个月。以下人群需在肿瘤结束后进行长程随访：①基线 HFA-ICOS 风险评估的高风险或极高风险患者；②接受远期心血管毒性风险较高的肿瘤治疗的患者；③肿瘤治疗期间出现中 – 重度的 CTR-CVT；④超声心动图提示新发的心功能异常、心脏生物标志物新发升高或在治疗结束时（治疗后 3 个月或 12 个月）新发的心血管症状。

（六）肿瘤幸存者长期随访和慢性心血管并发症

心血管毒性相关抗肿瘤治疗除了影响患者身体健康和心理健康外，还可能降低预期寿命和生活质量。抗肿瘤治疗结束后第一年的心血管评估决定了其是否需要进行长期的心脏随访。

肿瘤治疗相关心功能不全是心脏毒性相关抗肿瘤治疗的儿童和青少年肿瘤的成年幸存者最常见的后遗症之一。肿瘤对儿童患者晚期影响的国际指南建议：每年评估心血管风险并进行健康生活方式的教育；超声心动图检查的频率应取决于风险程度。对于中等风险儿童和青少年肿瘤幸存者，建议每 5 年 1 次，对于高危儿童和青少年肿瘤幸存者，应每 2 年一次。

对于无症状的成年肿瘤幸存者，为提高预期寿命和生活质量，在治疗结束后出现新发或持续的异常，需要长期监测。建议所有成年肿瘤幸存者每年均进行心血管风险评估，以优化心血管风险控制，促进健康的生活方式。

此外，指南对肿瘤治疗相关的心力衰竭、冠状动脉疾病、瓣膜性心脏病、外周血管疾病、缺血性卒中、心包疾病、心律失常和自主神经系统疾病、代谢综合征、血脂异常、糖尿病、高血压、肺动脉高压及肿瘤幸存者妊娠均提出了长期监测管理建议。

（七）特殊人群

轻链型淀粉样变是一种浆细胞疾病，可以与骨髓瘤同时发生，也可以单独发生，治疗上通常与多发性骨髓瘤相似，包括基于蛋白酶抑制剂的治疗。轻链型淀粉样变是一种全身性疾病，准确诊断出心脏受累需要临床高度怀疑结合专科测试。指南对于轻链型心脏淀粉样变诊断与监测的建议进行了详细描述。

此外，指南中对心脏肿瘤、妊娠的肿瘤患者、类癌型心脏瓣膜病及心脏植入电子设备的管理均提出了相应推荐。

最后，指南将核心推荐总结如下。

（1）国际上对 CTR-CVT 进行了新的定义。

（2）心血管毒性风险是一个动态变量。本指南旨在根据基线心血管毒性风险提供个性化的治疗方法。建议对所有计划接受潜在心脏毒性抗肿瘤治疗的肿瘤患者进行基线心血管风险评估。肿瘤团队在选择抗肿瘤治疗方案时可以考虑心血管风险，对患者进行心血管风险教育，并个体化心血管监测和随访策略。

（3）抗肿瘤治疗中心血管毒性的一级预防旨在避免或尽量减少无心血管疾病患者发生 CTR-CVT。

（4）二级预防是指对既往存在心血管疾病的患者进行干预，包括既往或新发 CTR-CVT。当肿瘤患者具有复杂的 CVD，可能影响他们的肿瘤治疗时建议进行 MDT。

（5）建议对潜在的心血管并发症制订适当的预防和监测计划。心血管相关危险因素和现有心血管疾病的最佳管理是促进肿瘤治疗和改善患者预后的必要条件。

（6）在抗肿瘤治疗期间提供详细的监测途径，包括三维超声心动图、GLS 和心脏生物标志物，以检测基于特定抗肿瘤治疗和基线心血管毒性风险。

（7）在抗肿瘤治疗期间和之后对 CTRCD 的治疗建议取决于 CTRCD 的严重程度和症状。

（8）鼓励使用结构化算法来指导出现心房颤动或静脉血栓栓塞的肿瘤患者的抗凝管理决策，包括 TBIP 评估。

（9）在抗肿瘤治疗完成后，肿瘤心脏病团队的重点转移到协调长期随访。首先在治疗后的第一年进行"治疗结束"评估，对接受了心脏毒性抗癌治疗的肿瘤患者进行复查，重新评估患者的心血管毒性风险，并指导长期监测规划。

（山西省心血管病医院　韩学斌　乔娜婷）

三、室性心律失常与心脏猝死预防管理指南

2022 年欧洲心脏病学会科学年会（ESC）于 8 月 26 日至 29 日在西班牙巴塞罗那盛大召开。会议公布了最新版《室性心律失常与心脏猝死预防管理指南》。该指南是在 2015 年发布的《室性心律失常与心脏猝死预防管理指南》基础上，基于近年来心源性猝死（SCD）流学病学的新认识、室性心律失常（VA）和 SCD 危险分层的新证据、诊断和治疗方案的新进展等，对猝死和室性心律失常流行病学、新发现的致病基因、影像学辅助诊断工具及危险分层指导治疗策略等方面进行了增减，为室性心律失常精准化管理和心源性猝死的有效预防提供最新的指导意见。我们结合新指南的更新内容和热点问题，做一总结，与大家分享。

（一）关于公共场所基本生命支持和 AED 的使用

目前心源性猝死仍然是心血管疾病死亡的最主要原因，发生前可无任何先兆，心脏骤停后患者通常会在 1 小时内死亡，具有较高的突发性和风险性。心脏骤停是心源性猝死的直接原因。心脏骤停后，由于脑血流突然中断，10 秒左右患者即可出现意识丧失，如在 4～6 分钟黄金时段及时救治存活概率较高，否则发生生物学死亡。心脏骤停抢救的成功关键在于尽早进行心肺复苏（CPR），而 CPR 需要持续高频按压，技巧性较强，需要救助者拥有较高的救护技能。而自动体外除颤仪（AED）操作和使用简单，仪器中包括智能语音引导模块，只要按照提示操作，一般市民也能顺利实施抢救。院外猝死救治率一直处于较低水平，不足 1%，AED 设施的使用是一种新型的急救理念，也是提高院外猝死风险的重要方法。如何提高公众对

院外猝死的认识和 AED 救治技能的掌握是提高猝死救治率的关键。

AED 主要根据人口密度等配置在公共场所，如运动场所、大型商场、交通枢纽等，越来越多的研究发现 AED 在配置场所上的缺陷，应完善急救设施设备配置标准。除在学校、企事业单位和交通枢纽（机场、汽车站、地铁站、高铁站、火车站、高速公路服务站和港口客运站）、大型商场、电影院、游乐场、医疗机构等人员密集场所配置 AED 外，还应在居民区、极限运动场所、公园、公共运动场所等安装 AED。

在我国只有不足 1% 的公众接受过急救培训，公众的急救知识与技能欠佳；在增加 AED 投放数量的同时需提高公众培训率。所以，我国有必要建立政府主导、专业人员开展的急救培训体系，制定统一的培训模式和完善的管理机制，针对特殊人群如社区工作者、学生、警察等先培训再逐步向全社会推广，同时利用媒体杂志等加大宣传力度，增加急救意识。

公共场所基本生命支持和 AED 的使用	等级
在可能发生心脏骤停的场所提供除颤仪（如商场、体育场馆、公共交通车站等）	I
院外心脏骤停发生时，旁观者即刻启动心肺复苏	I
加强社区基础生命支持培训，以增加旁观者心肺复苏率及 AED 使用率	I
应用基于移动电话的报警系统，提醒院外心脏骤停者附近接受过心肺复苏培训的志愿者及时提供帮助	IIa

（二）关于冠状动脉疾病与室性心律失常的相关性

急性冠脉综合征尤其急性心肌梗死容易发生室性心律失常和心源性猝死，其原因可能与心肌细胞急性缺血后交感神经兴奋、缺血心肌细胞钠泵功能不全导致细胞离子紊乱及酸中毒有关。积极的再灌注治疗是有效遏制急性冠脉事件后恶性心律失常发生的有效手段。尤其是急诊 PCI 治疗的全面开展，心肌梗死患者的存活时间延长，但与此同时，急性心肌梗死后室性心律失常的发生率呈现增加的趋势，尤其是梗死区域瘢痕组织的形成。指南建议通过心肺运动试验、心脏运动负荷成像等方法来筛查 ACS 患者猝死高风险人群，推广 ICD 植入的重要性。导管消融也是冠心病相关室速的有效治疗手段，甚至可能成为 ICD 的替代治疗方案。新版指南提高了室速导管消融在抗心律失常药物治疗效果欠佳及合并心功能不全冠心病患者的推荐等级。对于冠状动脉痉挛导致的急性冠脉事件所引起的恶性心律失常患者，建议 ICD 植入治疗，以防止院外出现猝死事件。

关于冠状动脉疾病与室性心律失常的相关性	等级
冠心病患者若在接受长期胺碘酮治疗后仍反复发作症状性持续性单形性室速，或因持续性单形性室速导致 ICD 反复放电，推荐导管消融治疗优于升级抗心律失常药物治疗	I
对于有心脏骤停史的冠脉起源异常患者，外科手术后行心肺运动实验及心肌运动负荷成像	I
合并冠脉痉挛的心脏骤停生存患者，应考虑植入 ICD	II a
接受 ≥ 3 个月优化药物治疗后 LVEF ≤ 30%，心功能 I 级（NYHA 分级）的冠心病患者，应考虑植入 ICD	II a
接受 ≥ 3 个月优化药物治疗后 LVEF ≤ 40%，且存在非持续性室速的冠心病患者，如心电生理检查可诱发持续性单形性室速，应考虑植入 ICD	II a
LVEF ≥ 40% 且合并血流动力学稳定的持续性室速的冠心病患者，应考虑在有经验的中心行导管消融治疗，若能达到治疗终点（无法诱发室速且心电图除外传导延迟），可作为 ICD 治疗的替代	II a

关于冠状动脉疾病与室性心律失常的相关性	等级
接受 β 受体阻滞剂 / 索他洛尔治疗后仍反复发作症状性持续性单形性室速，或因反复持续性单形性室速出现 ICD 放电患者，应考虑导管消融	Ⅱa

（三）关于特发性室性期前收缩 / 室速 及室性期前收缩诱发的心肌病

特发性室性期前收缩 / 室速是指无器质性心脏病患者发生的 PVC 和 VT，可见于各年龄组儿童和青少年。上呼吸道感染、运动或精神紧张、抑郁等常为诱发因素，发作可突发突止，有轻度心悸、心前区不适等症状，一般不伴有晕厥和休克。在病史阴性、查体无异常的室性期前收缩 / 室速患者中，12 导联心电图和经胸超声心动图是排除潜在结构性心脏病的重要初步诊断步骤。当心电图和超声心动图不能明确除外结构性心脏病，或临床表现怀疑结构性心脏病时，应进行心脏磁共振检查，且应行动态心电图明确室性期前收缩负荷。很多室性期前收缩 / 室速患者无明显临床表现，但既往的研究随访发现，10% 的室性期前收缩负荷可能是出现左心室功能障碍的阈值，而当室性期前收缩负荷＞20% 时风险更高，因而新版指南也增加了关于室性期前收缩负荷的描述。对特发性室性期前收缩 / 室速进行导管消融成功率高，并发症少，尤其是右心室流出道（RVOT）及束支起源的室性期前收缩 / 室速。临床实践和循证医学均显示，导管消融是治疗特发性室性期前收缩 / 室速的主要方法。新版指南强调了导管消融在经典 RVOT 及左心室分支起源特发性室性期前收缩 / 室速治疗中的一线地位，对其他类型及无法接受导管消融的特发性室性期前收缩 / 室速提出了具体药物治疗推荐，并提出不推荐将胺碘酮作为特发性室性期前收缩 / 室速的一线治疗。

特发性室性期前收缩（PVC）/ 室速（VT）及室早诱发的心肌病	等级
有症状的右心室流出道或左心室分支起源的特发性室速 / 室性期前收缩，推荐导管消融作为一线治疗	I
有症状的非右心室流出道或左心室分支起源的特发性室速 / 室性期前收缩，推荐 β 受体阻滞剂或非二氢吡啶类 CCB 治疗	I
对于非典型部位起源的特发性室速 / 室性期前收缩患者，即使超声心动图正常，也应考虑完善心脏磁共振检查	IIa
有症状的右心室流出道或左心室分支起源的特发性室速 / 室性期前收缩，对于不能或不愿意导管消融及特定危险患者，应考虑应用 β 受体阻滞剂或非二氢吡啶类 CCB 或氟卡尼	IIa
有症状的非右心室流出道或左心室分支起源的特发性室速 / 室性期前收缩，可考虑导管消融或氟卡尼治疗	IIa
对于不明原因的 EF 降低且室性期前收缩负荷 ≥ 10% 的患者，应考虑室性期前收缩诱发的心肌病	IIa
对于怀疑室性期前收缩诱发的心肌病患者，应完善心脏磁共振检查	IIa
对于 CRT 治疗无反应者，接受药物治疗仍有单形性室性期前收缩频发，且影响双心室起搏的优化，应考虑导管消融或抗心律失常药物治疗	IIa
无症状的特发性室性期前收缩 / 室速，若随访期间室性期前收缩负荷反复超过 20%，可以考虑导管消融	IIb
不推荐胺碘酮作为特发性室性期前收缩 / 室速的一线用药	III

（四）关于室性心律失常的一般性治疗

50% 的室性心律失常是非致命性的，但如何识别室速发作是否会导致猝死需要综合分析。对已知可能的诱发因素应尽快去除病因。如低钾、低镁血症，应立即停止使用袢利尿剂，及时补充钾、镁。急性心肌梗死诱发室性心律失常，需积极进行再灌注治疗，恢复冠脉血供；药物引起的长 QT 综合征，如 IA 类抗心律失常药物如奎尼丁、普鲁卡因胺，Ⅲ类抗心律失常药物如胺碘酮、索他洛尔、伊布利特，促胃动力药物如多潘立酮、西沙必利，抗菌药物如阿奇霉素、氟喹诺酮类药物，抗真菌类药物如氟康唑、酮康唑等，精神类药物如吩噻嗪类、丁酰苯类及洛哌丁胺类药物均会引起长 QT 综合征，诱发室性心律失常的可能，此类患者一旦发作，应立即终止药物口服。新版指南对于一般性的药物治疗，给出了更具体的指导意见，包括室速急性期的药物及电复律治疗的推荐，增加了后续无法植入 ICD 情况下消融治疗的推荐，并提出特定心肌梗死患者早期穿戴式除颤仪可能起到的保护性作用。

室性心律失常的一般性治疗	等级
对于耐受性良好的持续性单形性室速患者，如果麻醉剂或镇静剂风险低，推荐心脏直流电复律作为一线治疗	Ⅰ
对所有射血分数降低的患者，推荐使用包括 ACEI/ARB/ARNIS、MRA、β 受体阻滞剂和 SGLT2 抑制剂在内的最佳药物治疗	Ⅰ
植入式心律转复除颤器（ICD）仅推荐于预期高质量生存时间＞1 年的患者	Ⅰ
对于血流动力学稳定，耐受良好的持续性单形性室速患者或已知或疑诊结构性心脏病患者，应考虑静脉注射普鲁卡因胺	Ⅱa
对于未明确诊断的血流动力学稳定的续性单形性室速患者，可考虑静脉注射胺碘酮	Ⅱb
对于由形态相似的室性期前收缩诱发的持续性单形性室速或持续性多形性室速 / 室颤患者，如果无法植入 ICD、存在手术禁忌或拒绝，可考虑导管消融	Ⅱb
对于心肌梗死早期的特定患者，可考虑穿戴式除颤器	Ⅱb

（五）关于扩张型心肌病 / 收缩功能减低性
非扩张型心肌病

扩张型心肌病（DCM）的特点是存在无法由冠心病及其他心脏负荷异常所解释的左心室扩张、收缩功能障碍，其病因可能是遗传性或获得性，遗传易感性与外在因素可相互作用导致发病。扩张型心肌病是室性心律失常的常见原因，5 年死亡率 21%～28%。心力衰竭、血栓栓塞事件及猝死也是扩张型心肌病的重要临床表现。超声心动图是诊断和评估 DCM 的重要检查手段，而心脏磁共振对心肌病的诊断、鉴别诊断及预后均有很高的价值，有助于鉴别浸润性心肌病、致心律失常型右心室心肌病、心肌致密化不全、心肌炎、结节病等。研究发现，25%～50% 的患者有基因突变或家族遗传背景，遗传方式主要为常染色体显性遗传，X 染色体连锁隐性遗传及线粒体遗传较为少见。目前已发现超过 60 个基因的相关突变与家族遗传性或散发的 DCM 有关。由于遗传性疾病的表型随着时间改变或在初发时不符合疾病诊断标准，因此，新版指南提出了一种新的分类：收缩功能减低性非扩张型心肌病（HNDCM）。指南提出了在 DCM/HNDCM 患者及一级亲属中进行基因检测、心电图、超声心动图、心脏增强磁共振等检查的建议，并对预防性 ICD 植入做出了具体推荐，以期识别猝死高危患者及时植入 ICD，降低猝死风险，丰富和拓展临床诊治。

扩张型心肌病（DCM）/收缩功能减低性非扩张型心肌病（HNDCM）推荐	等级
＜ 50 岁的 DCM/HNDCM 合并房室传导阻滞患者，或者一级亲属有 ＜ 50 岁的 DCM/HNDCM 或心脏性猝死患者，推荐行基因检测（至少包括 *LMNA*、*PLN*、*RBM20* 和 *FLNC* 基因）	I

续表

扩张型心肌病（DCM）/收缩功能减低性非扩张型心肌病（HNDCM）推荐	等级
对于 DCM/HNDCM 患者的一级亲属，如果出现以下情况，建议进行心电图和超声心动图检查：患者诊断时年龄＜50 岁或具有提示遗传因素的临床特征或存在 DCM/HNDCM 或存在过早猝死家族史	I
为了评估病因或室性心律失常 / 心脏性猝死风险应考虑钆对比剂延迟强化磁共振检查	IIa
对于明显散发性 DCM/HNDCM，如果在年轻时出现症状或有可疑遗传病因体征的患者，应行基因检测（至少包括 LMNA、PLN、RBM20 和 FLNC 基因）进行危险分层	IIa
对于 LVEF＜50% 并且合并≥2 个危险因素（包括晕厥、心脏磁共振提示钆对比剂延迟强化、电生理检查可诱发持续性单形性室速及 LMNA、PLN、RBM20 和 FLNC 基因的致病性突变）的 DCM/HNDCM 患者，应考虑 ICD 植入	IIa
对于 DCM/HNDCM 合并血流动力学稳定的持续性单形性室速患者，应考虑行 ICD 植入	IIa
对于明显散发性 DCM/HNDCM 患者的一级亲属，可考虑行心电图和超声心动图检查	IIb
对于 LMNA 基因突变的 DCM/HNDCM 患者，不建议参加高强度运动，包括竞技体育	III

（六）关于致心律失常性右心室心肌病

致心律失常性右心室心肌病（ARVC）是一种以纤维、脂肪替换心肌为特征的遗传性疾病，既往认为其好发于肺动脉漏斗部、右心室心尖和下壁，被称为"右室发育不良三角"，目前进展为"ARVC四合院"的观点。

其中还包含了左心室下侧壁，这是最常累及的左心室区域。在

ARVC 的早期，三尖瓣下（周区）和左心室下外侧壁是可能受累的区域。ARVC 是 35 岁以下人群发生室性心律失常和心脏性猝死的主要原因，其患病率 1 ：5000 至 1 ：1000 不等，以男性居多。ARVC 的风险预测因子包括持续性室速、非持续性室速、不明原因晕厥及严重右（左）心功能不全。确诊 ARVC 的患者中，预测因子包括男性、年龄、V_3 导联 T 波倒置、右心功能不全、有非持续性室速、心室颤动（室颤）发作史。

怀疑 ARVC 的患者应行 12 导联心电图、信号平均心电图、二维超声心动图和（或）心脏磁共振及动态心电图监测进行评估。ARVC 是由桥粒基因的致病性突变引起的，基因检测发现突变（高达 73% 的先证者）是诊断的主要标准。ARVC 的特点是以右心室受累为主，易在运动、交感神经兴奋等状态下发作持续性室速，既往接受 ICD 植入治疗的 ARVC 患者中，高达 97.4% 的室性心律失常为持续性单形性室速，在此类患者中抗心动过速起搏（ATP）具有很高的室速终止率（92%），因而推荐应用具有 ATP 功能的装置。ARVC 患者中抗心律失常药物治疗效果有限，而导管消融则提供了另一种选择，心内膜及辅助性心外膜基质消融有希望让患者实现无室速生存。在选择治疗方案时应考虑潜在的手术风险、药物副作用和患者偏好。

致心律失常性右心室心肌病（ARVC）推荐	等级
疑似 ARVC 的患者，推荐进行心脏磁共振检查	I
在疑似或明确诊断为 ARVC 的患者，建议进行遗传咨询和基因检测	I
明确诊断有症状的 ARVC 患者，合并中度右心室或左心室功能障碍，并存在非持续性室速或电生理检查可诱发的持续性单形性室速，应考虑 ICD 植入	II a

续表

致心律失常性右心室心肌病（ARVC）推荐	等级
具有 ICD 植入指征的 ARVC 患者，应选择针对持续性单形性室速具有抗心动过速起搏治疗功能的装置	Ⅱa
携带 ARVC 相关致病基因突变，且无表型的患者避免高强度的运动	Ⅱb
对于明确诊断的 ARVC 患者均可考虑 β 受体阻滞剂治疗	Ⅱb
对于高度怀疑合并室性心律失常的 ARVC 患者，应考虑心脏电生理检查进行危险分层	Ⅱb

（七）关于肥厚型心肌病

肥厚型心肌病（HCM）是一种遗传性心肌病，是青少年运动猝死的最主要原因之一。其特点是存在无法由心脏负荷异常（如高血压或瓣膜疾病）所解释的左心室壁增厚，根据左心室流出道有无梗阻，可分为梗阻性和非梗阻性 HCM。成人 HCM 患病率估计为 1/500，与 HCM 相关的年死亡率为 1% ～ 2%。心电图尤其超声心动图为肥厚型心肌病的诊断提供重要价值，伴流出道梗阻者，超声心动图可见室间隔流出道部分向左心室内突出，二尖瓣前叶在收缩期迁移（SAM）。部分 HCM 心肌肥厚仅限于心尖部，尤其是前侧壁心尖部为明显，容易漏诊。HCM 通常由常染色体显性遗传基因突变引起，具有遗传异质性。目前已发现至少 18 个疾病基因和 500 种以上的变异。其中最常见的基因突变为 β- 肌球蛋白重链及肌球蛋白结合蛋白 C 的编码基因。因而指南推荐对患者进行基因检测并对一级亲属进行心脏筛查。钆对比剂延迟强化心脏磁共振检查在肥厚型心肌病的诊断中具有重要地位，新版指南将其作为 I 类推荐。HCM 相关的心源性猝死通常与室性心律失常相关，可能与缺血、左心室流出道（LVOT）梗阻或室上性心律失常相关。为预防室性心律失常及心源性猝死发作，指南对抗心律失常药物、导管消融及 ICD 植入分别做出了推荐。

肥厚型心肌病推荐	等级
对于 HCM 患者的诊断，推荐行钆对比剂延迟强化磁共振检查	I
推荐 HCM 患者进行遗传咨询和基因检测	I
HCM 患者的一级亲属应进行心电图和超声心动图检查	I
对于 ≥ 16 岁的 HCM 患者，如果 5 年的心脏性猝死风险中危（≥ 4 至 ≤ 6%），并且磁共振提示明显钆延迟强化，或 LVEF ＜ 50%，或运动测试期间血压异常，或左心室心尖室壁瘤，存在结节病原性突变，应考虑植入 ICD	II a
对于 ＜ 16 岁的 HCM 患者，如果 5 年猝死风险 ≥ 6%（基于 HCM Risk-Kid 评分），应考虑植入 ICD	II a
HCM 患者合并血流动力学稳定的持续性单形性室速，应考虑植入 ICD	II a
对于反复出现的症状性室性心动过速或 ICD 放电的 HCM 患者，应考虑抗心律失常药物治疗	II a
对于无症状且无危险因素的成人 HCM 患者，可考虑高强度运动	II b
对于 16 岁以上的 HCM 患者，如 5 年猝死风险较低（＜ 4%），并且心脏磁共振提示明显钆延迟强化（通常 ≥ LV 面积的 15%）或 LVEF ＜ 50% 或左心室心尖室壁瘤形成，应考虑植入 ICD	II b
对于反复出现症状的持续性单形性室速，或因持续单形性室速 ICD 放电的 HCM 患者，如果抗心律失常药物无效、禁忌或不能耐受，可考虑行导管消融治疗	II b

（八）关于左心室心肌致密化不全
和限制型心肌病

左心室心肌致密化不全（LVNC）是一种罕见且病因不明的心肌

病，以突出的肌小梁和深陷的隐窝为主要病理表现，是儿童三大心肌病之一。LVNC 存在多种不同的遗传模式，如 X 连锁隐性遗传、常染色体显性遗传、线粒体遗传等。一些编码肌节或细胞骨架蛋白的基因突变也被证明与 LVNC 相关。作为一种合并了致命性心律失常、心力衰竭及血栓栓塞等严重并发症的心脏综合事件，LVNC 主要通过超声心动图、心脏磁共振等检查来明确诊断。左心室心肌致密化不全（LVNC）包括一系列异质性疾病，该类患者基因检测阳性率较低，而健康人群也可出现类似致密化不全表现，明确诊断存在一定挑战性，目前已提出了一些不同诊断标准。既往荟萃分析表明，LVNC 患者心血管死亡率与 DCM 类似，与肌小梁受累程度无关。对射血分数正常的 LVNC 患者进行钆对比剂延迟强化心脏磁共振检查发现，CMR 显示的局灶纤维化与严重心脏事件相关，因而推荐参照DCM 管理意见对 LVNC 患者推荐植入 ICD 作为猝死一级预防。限制型心肌病相对罕见，包括浸润性疾病（如淀粉样变）及贮积性疾病（如Andersen-Fabry 病），明确诊断对于指导治疗至关重要，但无论病因是原发性还是继发性，心力衰竭均为其主要症状。新版指南增加了对合并血流动力学不稳定室速的部分淀粉样变患者植入 ICD 的推荐。

植入 ICD 的推荐	等级
对于心脏磁共振或超声心动图诊断为 LVNC 心肌病的患者，应考虑植入 ICD 作为猝死一级预防，遵循 DCM/HNDCM 建议	Ⅱa
对于合并血流动力学不稳定室速的轻链型淀粉样变的患者或转甲状腺素蛋白心脏淀粉样变患者，应考虑植入 ICD	Ⅱa

（九）关于长 QT 综合征
和 Andersen-Tawil 综合征

长 QT 综合征（LQTS）是以 QT 间期延长伴肾上腺素能激活诱发室性心律失常为主要特征的一组单基因遗传病，定义为除外继发因素后 12 导联心电图 QTc ≥ 480ms 或 LQTS 风险评分＞ 3 分。未经治疗的 LQTS 患者年心源性猝死发生率为 0.33% ～ 0.9%，年晕厥发生率约为 5%。目前已发现 13 种基因与 LQTS 相关，多编码钾、钠、钙通道相关亚基。根据遗传方式及临床表现分为三大类：①常染色体显性遗传 LQTS，仅有 QT 间期延长，包括 LQT1-6 级 LQT9-13。②常染色体显性遗传 LQTS，伴心外表现，包括 LQT7（Andersen-Tawil 综合征，QT 间期延长伴明显 U 波，有多形性或双向室速，伴面部畸形及高钾 / 低钾性周期性麻痹）和 LQT8（Timothy 综合征，QT 间期延长伴心脏发育异常、自闭症、并指畸形及体态畸形）；常染色体隐性遗传 LQTS，Jervell-Lange-Nielsen 综合征，QT 间期显著延长伴先天性失聪。指南推荐对 LQTS 患者进行临床、心电生理及基因方面检查以进行分型及危险分层，推荐在 LQTS 患者中应用非选择性 β 受体阻滞剂并在部分患者（LQT3）中应用美西律，对于高危无症状患者建议考虑植入 ICD。指南还对 LQTS 中的特殊类型——Andersen-Tawil 综合征做出了具体推荐。

长 QT 综合征推荐	等级
对于临床诊断长 QT 综合征患者，推荐进行基因检测及遗传学咨询	I
有明确 QT 间期延长的长 QT 综合征患者推荐应用 β 受体阻滞剂，尤其是非选择性 β 受体阻滞剂（纳多洛尔或普萘洛尔），以减少心律失常事件发生风险	I
QT 间期延长的长 QT 综合征 3 型患者，可应用美西律	I
长 QT 综合征患者应在启动治疗前检测基因型及 QTc 间期，评估心律失常事件发生危险	II a
对高危的无症状长 QT 综合征患者（根据 1-2-3 长 QT 综合征风险计算公式），除基因特异性药物治疗外，可考虑植入 ICD	II b
不推荐长 QT 综合征患者常规进行肾上腺素激发试验	III

Andersen-Tawil 综合征推荐	等级
对临床疑诊为 Andersen-Tawil 综合征的患者，推荐进行基因检测	I
对曾发生过心脏骤停或无法耐受的持续性室速的 Andersen-Tawil 综合征患者，推荐植入 ICD	I
对无结构性心脏病且符合下列至少 2 项表现的患者，应考虑 Andersen-Tawil 综合征：①明显的 U 波，伴或不伴 QT 间期延长；②双向和（或）多形性室性期前收缩 / 室速；③体貌畸形；④周期性麻痹；⑤ KCNJ2 病理性功能丧失突变	Ⅱa
Andersen-Tawil 综合征患者应考虑应用 β 受体阻滞剂和（或）氟卡尼、联合 / 不联合乙酰唑胺治疗室性心律失常	Ⅱa
发生过无法解释的晕厥的 Andersen-Tawil 综合征患者，应考虑循环治疗仪	Ⅱa
对有无法解释的晕厥史或可耐受的持续性室速发作史的 Andersen-Tawil 综合征患者，可考虑植入 ICD	Ⅱb

（十）关于短 QT 综合征

短 QT 综合征是一种单基因突变引起心肌离子通道功能异常而导致恶性心律失常的遗传性病症。临床上，以 QT 间期和心室或心房不应期明显缩短，胸前导联 T 波对称性高而尖，心脏结构无明显异常，阵发性心房颤动（AF），室性心动过速（VT）或心室颤动（VF），以及晕厥的反复发作和（或）心源性猝死为特征。按有无明确原因，可分为继发性短 QT 综合征和原发性短 QT 综合征。短 QT 综合征是一种罕见的遗传性疾病，QT 间期代表了心室除极和复极的总时间，是心室电兴奋过程的标志。多数学者认为，参与心室复极的多种离子通道蛋白的突变可能是导致短 QT 间期的基础，目前认为与 KCNH2、KCNQ1 及 SCL4A 突变相关。新版指南提出了 SQTS

的心电图诊断界值：QTc ≤ 320ms，或 QTc ≤ 360ms 伴有 SQTS 家族史或心脏骤停史。该病全年龄死亡率较高，40 岁前发生心脏骤停风险＞40%，目前最有效的抗心律失常药物为奎尼丁，异丙肾上腺素可考虑用于发生电风暴的患者治疗，ICD 可作为有效的二级预防措施。

短 QT 综合征推荐	等级
对临床诊断短 QT 综合征的患者，推荐应进行基因检测	I
当 QTc ≤ 320ms 时，应考虑短 QT 综合征	II a
当 320ms ≤ QTc ≤ 360ms 且有心律失常性晕厥时，应考虑短 QT 综合征	II a
年轻的短 QT 综合征患者应考虑植入式循环记录仪	II a
短 QT 综合征患者合并心律失常性晕厥时应考虑植入 ICD	II a
当 320ms ≤ QTc ≤ 360ms 且家族有猝死病史（＜40 岁）时，可考虑短 QT 综合征	II b
有 ICD 植入指征，但有禁忌或者拒绝植入 ICD，或者有猝死家族史的无症状短 QT 综合征患者，考虑奎尼丁口服	II b
异丙肾上腺素可考虑用于合并电风暴的短 QT 综合征	II b

（十一）关于 Brugada 综合征

Burgada 综合征（BrS）是一种以右胸导联心电图发生特征性 ST 段抬高为主要特点的显性遗传疾病，在东南亚发生率相对较高，患病率 1：1000 至 1：10 000 不等，男性发病率较女性高约 8 倍，将右胸导联（V_1、V_2）抬高至二、三肋间有助于发现特征性 Brugada 波。存在自发或可诱发（钠通道阻滞剂、发热等）的 1 型 Brugada 波（至少 1 个右胸导联 J 点抬高＞2mm 伴 ST 段穹窿样抬高、T 波倒置）是诊断 BrS 的必要条件。BrS 基因检测阳性率约 20%，其中只有 SCN5A 基因存在临床检测价值。大多数 BRs 患者无明显症状，但年心律失常事件发生率约 0.5%（包括持续性室速、室颤、ICD 正确放电、猝死等）。有心脏骤停病史的 BrS 患者 10 年心律失常事件发生率约 48%，有不明原因晕厥史的 BrS 患者年心律失常时间发生率较无症状者高 4 倍。Burgada 综合征 ST 段抬高的机制及室速、室颤的起源尚不清楚，认为其与心脏器质性疾病无关，可能由于编码心肌离子通道基因突变引起的通道功能异常导致。新版指南提出了 BrS 的诊断参考标准，并对基因检测、电生理检查、植入式循环记录仪分别做出了推荐。

Brugada 综合征推荐	等级
对 Brugada 综合征先证者建议行 SCNSA 基因检测	I
无其他心脏病、可诱发出 1 型 Brugada 波且合并以下一项者，需考虑 Brugada 综合征：①心律失常性晕厥或夜间濒死样呼吸；②Brugada 综合征家族史；③有猝死性家族史（＜45 岁），尸检阴性，怀疑合并 Brugada 综合征	IIa
有不明原因晕厥史的 Brugada 综合征，应考虑植入循环记录仪	IIa
无其他心脏疾病，可诱发出 1 型 Brugada 心电图表现者可考虑诊断为 Brugada 综合征	IIb
对有自发性 1 型 Brugada 心电图的无症状患者，可考虑行心电生理检查	IIb
对曾有 1 型 Brugada 心电图表现者，不推荐应用钠通道阻滞剂	III
无症状 Brugada 综合征患者，不推荐进行导管消融治疗	III

（十二）关于儿茶酚胺敏感型室速

儿茶酚胺敏感性室性心动过速（CPVT）是一种临床少见但可能引起严重后果的遗传性心律失常，且猝死风险极高。由于交感神经对心室支配占有主要地位，在 CPVT 患者中，对交感神经的兴奋敏感主要表现为室性心律失常，如频发室性期前收缩、成对室性期前收缩、双向性及多行性室性心动过速甚至心室颤动。由于神经支配的双重性，也有少部分患者表现为房性心律失常。发病率约 1/10 000。有研究认为，基因突变致钙通道调节异常与延迟后除极是导致 CPVT 疾病发生的重要原因。指南推荐对 CPVT 患者进行遗传学检测，并推荐在必要时进行肾上腺素 / 异丙肾上腺素激发试验协助明确诊断。所有 CPVT 患者均推荐应用 β 受体阻滞剂进行治疗。

儿茶酚胺敏感型室速（CPVT）推荐	等级
对临床怀疑或诊断 CPVT 的患者，推荐进行基因检测及遗传学咨询	I
所有临床诊断 CPVT 的患者均推荐应用 β 受体阻滞剂，尤其非选择性 β 受体阻滞剂	I
当无法进行运动负荷实验时，可考虑行肾上腺素或异丙肾上腺素激发实验以确诊 CPVT	II b

（十三）关于早复极综合征

早期复极（ERS）是一种特发性心电图改变，QRS 波群的终端部的粗钝、挫折或切迹（称为"J 波"），相邻两个导联 J 点抬高 ≥ 0.1mV，伴或不伴 ST 段弓背向下抬高为特征。临床无其他心脏疾病证据。近年的临床证据显示 ERS 并不总是良性，有多项研究报告提示 ERS 与恶性室性心律失常和心源性猝死相关。以下情况要考虑 ERS：①原因不明的室颤（VF）或多形性室速（VT）复苏患者，如标准 12 导联心电图有 ≥ 2 个连续下壁导联和（或）侧壁导联记录到 J 点抬高 ≥ 0.1mV；②心源性猝死患者，如尸检结果阴性，生前心电图记录 ≥ 2 个连续下壁导联和（或）侧壁导联提示 J 点抬高 ≥ 0.1mV。

早复极现象发生率约 5.8%，大多为良性，常见于年轻男性及运动员，高危心电图特征（J波＞2mm，J点及ST形态发生动态变化）提示增加 ERS 发生率。至少 40% 有室颤病史的 ERS 患者出现再发，其中 27% 出现多次发作。新版指南详细描述了早复极现象及早复极综合征的参考诊断标准，并对抗心律失常药物（异丙肾上腺素、奎尼丁）、ICD、特殊情况下的室性期前收缩导管消融分别做出了推荐，在 ERS 患者及一级亲属的管理上提出了具体要求。

早复极综合征推荐	等级
推荐不明原因室颤 / 多形性室速复苏后合并早复极可诊断为早复极综合征	I
推荐心脏骤停幸存者的早复极综合征植入 ICD	I
早复极综合征患者的一级亲属应考虑临床评估是否有早复极及其他高危特征	IIa
早复极者若具有至少 1 项危险因素或心律失常性晕厥，应考虑植入循环记录仪	IIa
异丙肾上腺素应考虑用于合并电风暴的早复极综合征患者	IIa
除 ICD 外，奎尼丁应考虑用于反复发作室颤的早复极综合征患者	IIa
早复极综合征患者若反复发作由近似同一形态室性期前收缩诱发的室颤且药物治疗无效者，应考虑导管消融治疗	IIa
早复极综合征患者可考虑行基因检测	IIb
有早复极及心律失常性晕厥及其他危险因素者，可考虑植入 ICD 或应用奎尼丁	IIb
高危的无症状早复极者，在有不明原因青少年猝死家族史的情况下，可考虑行 ICD 植入或应用奎尼丁	IIb
无症状早复极者，不推荐常规临床评估	III
无症状早复极者，不推荐植入 ICD	III

（十四）关于交感电风暴的管理

交感风暴又称电风暴、室速风暴、植入式心律转复除颤器（ICD）风暴，是指 24 小时内 3 次或 3 次以上可伴有血流动力学不稳定的自发室速、室颤，是猝死的重要原因。每一次发作都需要通过抗心动过速起搏（ATP）、电复律或除颤等干预措施来终止，且每次事件之间间隔 5 分钟以上。交感风暴是以顽固型室速、室颤为特点；交感风暴大多发生在器质性心脏病的患者，如急性心肌梗死、Brugarda 综合征、各种心肌病、心力衰竭等，或者是植入 ICD 后。器质性心脏病变是其发生的病理基础，交感神经过度兴奋及其他相关因素共同促进电风暴的进展。

2015 版指南只是在各种病因导致的室性心律失常的处理中提到合并电风暴时的治疗建议，而新版指南首次把电风暴的管理进行单独罗列，并发布了电风暴处理流程，增强了我们日常临床实践中对电风暴规范管理的信心。

交感电风暴推荐	等级
建议使用轻至中度镇静，以减轻交感电风暴患者的痛苦并降低交感神经的张力	I
对于结构性心脏病合并交感电风暴患者，如无禁忌，建议使用 β 受体阻滞剂联合静脉使用胺碘酮进行抗心律失常治疗	I
尖端扭转型室速患者建议静脉注射镁剂，并进行补钾治疗	I
获得性长 QT 综合征合并复发性尖端扭转型室性心动过速患者，在纠正诱发因素和补镁后，建议使用异丙肾上腺素或经静脉起搏提升心率	I
抗心律失常无效的无休止性室速或持续性单形性室速所引起的电风暴，建议行导管消融	I

续表

交感电风暴推荐	等级
对于药物难以控制的顽固性电风暴，应考虑深度镇静 / 气管插管	Ⅱa
由固定形态室性期前收缩触发的反复发作的多形性室速 / 室颤患者，如药物治疗、血运重建无效，应考虑导管消融	Ⅱa
冠心病合并多形性室速患者，如其他抗心律失常药物无效，可以考虑使用奎尼丁	Ⅱb
药物治疗无效的交感电风暴患者，如导管消融无效或无条件进行导管消融时，可以考虑进行自主神经调节	Ⅱb
药物治疗无效的交感电风暴致心源性休克患者，可以考虑进行机械循环支持治疗	Ⅱb

（十五）关于药物激发试验

药物激发试验是一类特殊手段，作为新增章节列于本版指南中，突出其在室性心律失常中的诊断价值得到提升。指南进一步规范了不同药物激发试验的指征、禁忌证、试验流程、阳性标准和注意事项等，有助于我们临床实践执行操作。

常规的激发试验包括采用钠离子通道阻断剂激发 Brugada 综合征，应用腺苷排除潜在的预激。当不能进行运动负荷时，肾上腺素可用于激发儿茶酚胺敏感性多形性室速。由于肾上腺素激发试验假阳性率高，而运动试验具有一定的价值，故不建议对长 QT 综合征患者进行肾上腺素激发。在没有阻塞性冠状动脉疾病或心肌病的情况下，冠状动脉痉挛亦可以引起室颤，可通过冠状动脉内滴定乙酰胆碱或麦角新碱进行激发检测。在 Brugada 综合征激发试验中，指南推荐静脉使用阿义马林或氟卡尼，而其他的钠离子通道阻滞剂如普罗帕酮并没有得到推荐。目前我国相关药物激发试验开展不足，其中重要的原因是药物获取困难，如阿义马林、氟卡尼、麦角新碱等，希望新版指南发布后将来能有所改善。

总之，新指南的发布体现了近几年来该领域的循证学依据，内容更丰富，问题更具体，为 VA 的危险评估、诊断、治疗及 SCD 预防领域的问题指明了方向。相信新指南会使更多的 VA 和 SCD 患者获益。

（首都医科大学附属北京安贞医院　王喜福）

四、非心脏手术患者心血管评估及管理指南

据统计，世界范围内每年接受重大手术患者数量多达3亿，其中大多数（84%）都是非心脏外科手术（NCS）患者，这值得高度重视。由于近50%的老年NCS患者常伴有至少两个心血管（CV）危险因素［如冠状动脉疾病（CAD）和卒中史］，加上术前患者的临床状况，手术的紧急程度、规模、种类和时长对围手术期并发症的发生又极为重要，因此医务人员需要对患者有细致的了解，在科学的指导下进行准确的NCS心血管评估和管理。因此，欧洲心脏病学会（ESC）发布了《2022年非心脏手术患者心血管评估及管理指南》（后称《指南》），对NCS患者心血管评估和管理的不同情况给予了规范的具体操作建议，高度强调对患者个体情况的关注，并在此基础上进行决策。基于最新临床证据和研究，该指南进行了多模块更新，本文将首先整体介绍《指南》的新增板块或修订扩充框架，然后主要列出术前评估和管理，对特定疾病的评估和管理及围手术期评估和管理四部分的详细推荐意见。

《指南》有如下新增版块：①新增用于NCS前对患者进行一般评估的流程图；②新增对新发现的杂音、呼吸困难、水肿或心绞痛患者的术前评估部分；③新增患者角度一节；④新增衰弱评估一节；⑤修订并扩充了关于抗血小板治疗的围手术期管理一节；⑥口服抗凝血剂围手术期管理的修订和扩展板块；⑦新增患者血液管理一节；⑧新增关于接受NCS癌症患者的心血管风险管理一节；⑨新增关于近期有COVID-19的患者NCS的小结；⑩新增关于NCS期间术后并发症的诊断和管理一节。

新推荐

针对上述新增版块，《指南》分别给出不同推荐等级的建议。

下文将首先介绍各等级，后列出各部分推荐要点。

1. 推荐等级

	定义	措辞
等级 I	有证据和（或）普遍认为某项治疗或做法是有益的、有用的、有效的	推荐或表明
等级 II	对特定治疗或做法的有用性 / 效力存在矛盾的证据和（或）意见分歧	
等级 II a	证据 / 意见的权重偏向有用性 / 效力	应考虑
等级 II b	证据 / 意见所确定的有用性 / 效力较低	可考虑
等级 III	有证据或普遍认为，特定的治疗或程序没有用处 / 效果，而且在某些情况下可能是有害的	不建议

2. 术前评估和管理推荐意见

（1）临床风险评估——计划进行非心脏手术患者

推荐	等级
对于所有预计进行 NCS 的患者，推荐应准确了解病史和进行临床检查	I
推荐进行术前风险评估，理想状况是在提出 NCS 的同时进行	I
假如时间允许，推荐在 NCS 之前优化指南推荐的心血管疾病（CVD）与心血管（CV）危险因素的治疗	I
对于接受血管或肺部手术的高风险患者，应考虑采用血管内或视频辅助手术	II a

（2）临床风险评估——针对年龄低于 65 岁且无体征、症状或 CVD 病史的患者

推荐	等级
对于有遗传性心肌病家族史的患者，无论年龄和症状如何，推荐在 NCS 前进行心电图（ECG）和经胸超声心动图（TTE）检查	I
对于 45～65 岁没有体征、症状或 CV 病史的患者，在行高风险 NCS 前应考虑完善 ECG 和生物标志物检查	IIa

（3）临床风险评估——针对新近发现有杂音、胸痛、呼吸困难或周围水肿的患者的术前评估

推荐	等级
对于有新近发现的杂音和 CVD 症状的患者，推荐在 NCS 之前进行 TTE 检查	I
对于新近发现杂音提示有临床意义的病变的患者，推荐在高风险的 NCS 之前进行 TTE 检查	I
对于有新近发现的杂音，但没有其他 CVD 的体征或症状的患者，在中、高风险的 NCS 之前应考虑 TTE	IIa
预计进行选择性 NCS 的患者，如有胸痛或其他症状提示可能存在未检测到的冠状动脉疾病（CAD），推荐在 NCS 前做进一步的诊断工作	I
如果需要急性 NCS 的患者同时有胸痛或其他提示未发现的 CAD 症状，推荐采用多学科评估方法，选择对患者总风险最低的治疗方法	I
对于有呼吸困难和（或）周围水肿的患者，除非有确定的非心脏原因，否则在 NCS 前应进行心电图和 NT-proBNP/BNP 测试	I
对于有呼吸困难和（或）周围水肿及 NT-proBNP/BNP 升高的患者，推荐在 NCS 前进行 TTE 检查	I

（4）临床风险评估——患者信息

推荐	等级
推荐对患者术前和术后的用药变化进行针对患者个人的精准指导，并以口头和书面的形式给出清晰简明的指示	I
应考虑建立一个结构化的信息清单（例如，用以应对常见问题的检查清单）	IIa

（5）术前评估工具——衰弱及身体能力

推荐	等级
对于年龄 ≥ 70 岁且被安排接受有中、高风险 NCS 的患者，应考虑使用有效的筛查工具进行衰弱筛查	IIa
对于转诊的将进行有中、高风险 NCS 的患者，应考虑根据患者报告的爬两段楼梯的能力来调整风险评估	IIa

（6）术前评估工具——经胸超声心动图（TTE）

推荐	等级
对于功能能力差和（或）N 端原 B 型钠尿肽 / 脑钠肽（NT-proBNP/BNP）高的患者，或是高风险 NCS 前发现杂音，推荐进行 TTE 检查，以采取降低风险的策略	I
在进行高风险 NCS 之前，怀疑有新的 CVD 或存在无法解释的体征或症状的患者应考虑 TTE	IIa
在进行中风险 NCS 前，功能能力差、心电图异常、NT-proBNP/BNP 高或 ≥ 1 个临床危险因素的患者可考虑进行 TTE 检查	IIb
为避免延误手术，可考虑由经过良好培训的专家进行聚焦心脏超声（FOCUS）检查，以替代 TTE 进行术前分诊	IIb

（7）术前评估工具——负荷成像

推荐	等级
对于无症状的，功能能力差的且之前有 PCI 或 CABG 的患者，在高风险的 NCS 之前应考虑进行负荷成像	Ⅱa

（8）术前评估工具——冠状动脉造影

推荐	等级
对于疑似慢性冠状动脉综合征（CCS）或生物标志物阴性的非 ST 段抬高 – 急性冠状动脉综合征（NSTE–ACS）患者，如果临床上有低到中度的 CAD 可能性，应考虑用冠状动脉计算机断层扫描血管造影（CCTA）来排除 CAD；不适合做无创功能检查的患者，在接受非紧急中、高风险的 NCS 时，应考虑用 CCTA 来排除 CAD	Ⅱa

（9）一般风险降低策略——心血管危险因素和生活方式干预

推荐	等级
推荐在 NCS 前 4 周以上戒烟，以减少术后并发症并降低死亡率	I
推荐在 NCS 前控制血压、血脂异常和糖尿病等 CV 危险因素	I

（10）一般风险降低策略——药理治疗

推荐	等级
对于使用利尿剂治疗高血压的患者，应考虑在 NCS 当天暂时停用利尿剂	Ⅱa
在中、高风险的 NCS 之前，应考虑中断钠 – 葡萄糖转运体 –2 抑制剂（SGLT–2 inhibitor）疗法至少 3 天	Ⅱa

（11）一般风险降低策略——抗血小板药物

推荐	等级
对于接受高出血风险手术（如颅内、脊柱神经外科或体外视网膜眼科手术）的患者，推荐术前至少中断阿司匹林 7 天	I
对于近期接受过经皮冠状动脉介入治疗（PCI）的高危患者［如ST 段抬高型心肌梗死（STEMI）患者或高危 NSTE-ACS 患者］，应考虑进行至少持续 3 个月的双联抗血小板治疗（DAPT），然后在适当的时间再进行 NCS 治疗	II a

（12）一般风险策略——抗凝血剂

需注意，下文"桥接"一词原文为"bridging"，此处的桥接治疗指在因有高出血风险而中断长效抗凝剂的情况下，应用短效抗凝剂治疗，常在中、高血栓栓塞风险的患者中使用。

推荐	等级
当需要进行紧急手术干预时，推荐立即中断非维生素 K 拮抗剂，口服抗凝血剂（NOAC）治疗	I
在使用 NOAC 的患者的非轻微出血风险手术中，推荐使用基于 NOAC 化合物、肾功能和出血风险的中断方案	I
在轻微出血风险的手术和其他易控制出血的手术中，推荐在不中断口服抗凝血剂（OAC）治疗的情况下进行手术	I
对于使用 NOAC 的患者，推荐在低谷水平（通常是最后一次摄入后 12 ~ 24 小时）进行轻微的出血风险手术	I
在有机械心脏瓣膜（MHV）和高手术风险患者的桥接治疗中，推荐使用低分子量肝素（LMWH）代替普通肝素（UFH）	I

推荐	等级
对于接受 NCS 的人工机械心脏瓣膜患者，如果需要中断 OAC 且患者有如下情况之一，应考虑用 UFH 或 LMWH 桥接：①主动脉瓣机械瓣置换术（主动脉瓣置换术，AVR）和任何血栓栓塞的危险因素；②上一代机械性 AVR；③二尖瓣或三尖瓣机械瓣置换	Ⅱ a
对于服用达比加群（dabigatran）且急需中、高度出血风险手术干预的患者，应考虑使用伊达组单抗（idarucizumab）	Ⅱ a
对于出血风险极高的干预措施，如脊柱或硬膜外麻醉，应考虑中断 NOACs 最高达 5 个半衰期，24 小时后恢复给药	Ⅱ a
当没有特定的逆转剂时，应考虑使用凝血酶原复合物浓缩剂（PCC）或激活后的 PCC 来逆转 NOAC 的作用	Ⅱ a
如果需要紧急手术干预，应考虑进行特定的凝血测试并评估 NOAC 血浆水平，以解读常规凝血测试和解释抗凝血效果的减弱	Ⅱ a
如果恢复全剂量抗凝的出血风险超过血栓栓塞事件的风险，可考虑在术后 48 ～ 72 小时推迟治疗性抗凝，并使用术后血栓预防措施，直至认为恢复全剂量 OAC 是安全的	Ⅱ b
对于接受 NCS 的低 / 中度血栓风险患者，不建议进行 OAC 桥接治疗	Ⅲ
不建议使用减量 NOAC 来减轻术后出血的风险	Ⅲ

（13）一般风险降低策略——血栓预防

推荐	等级
推荐根据个人和手术的特定风险因素来决定 NCS 的围手术期血栓预防措施	Ⅰ

续表

推荐	等级
如果认为有必要进行血栓预防，推荐根据 NCS 的类型、固定时间和患者相关因素来选择血栓预防的类型和持续时间〔LMWH、NOAC 或磺达肝素（fondaparinux）〕	I
在出血风险较低的患者中，对于全膝关节或髋关节置换术，应考虑围手术期血栓预防，持续时间最高至 14 天或 35 天	II a
血栓预防剂量的 NOACs 可考虑作为全膝关节和髋关节置换术后 LMWH 替代治疗	II b

（14）一般风险降低策略——患者血液管理

推荐	等级
推荐对中、高风险的 NCS 患者进行术前血红蛋白测定	I
推荐在 NCS 前治疗贫血，以减少 NCS 期间输注红细胞的需要	I
在接受手术的患者中，若预计失血量 ≥ 500ml，推荐进行洗涤后自体血细胞回输	I
推荐在有条件的情况下，使用即时诊断法来指导血液成分治疗	I
应考虑使用某种算法来诊断和治疗 NCS 前的贫血患者	II a
对于接受 NCS 并出现大出血的患者，应立即考虑使用氨甲环酸	II a
应考虑使用闭环动脉取血系统以避免血液流失	II a
使用细致化止血法应被视为一种常规程序	II a
应考虑在输血前对反馈 / 监测方案或临床决策支持系统进行评估	II a
在异体血液输注前，应考虑获得有关输血风险的广泛同意	II a

3. 特定疾病的评估和管理

（1）特定疾病——冠状动脉疾病

推荐	等级
在非紧急 NCS 之前，应考虑由专家团队（外科医生和心脏病专家）对有 PCI 指征的患者进行术前评估	Ⅱa

（2）特定疾病——心力衰竭（HF）

推荐	等级
对于接受 NCS 的 HF 患者，推荐定期评估容量状态和器官灌注的迹象	I
推荐由包括心室辅助设备（VAD）专家在内的多学科团队对接受机械循环支持的 HF 患者进行围手术期管理	I

（3）特定疾病——瓣膜性心脏疾病

推荐	等级
对于有症状的重度主动脉瓣反流（AR）或无症状的重度 AR 且左心室收缩末期收缩内径（LVESD）＞ 50 mm 或左心室收缩末期收缩内径指数（左心室收缩末期收缩内径 / 体表面积）（LVESDi，LVESD/BSA）＞ 25 mm/m² （体型较小的患者）或静息左室射血分数（LVEF）≤ 50% 的患者，推荐在非紧急的中、高风险 NCS 前进行瓣膜手术	I
对于中度至重度风湿性心肌梗塞且有症状，或收缩期肺动脉压（SPAP）＞ 50mmHg 的患者，推荐在非紧急的中、高风险 NCS 前进行瓣膜干预（经皮二尖瓣切除术或手术）	I
对于无症状的严重主动脉狭窄（主动脉狭窄，AS）患者，如果安排了非紧急的高风险 NCS，应在心脏小组讨论后考虑进行 AVR［外科主动脉瓣置换术（SAVR），或经导管主动脉瓣植入术（TAVI）]	Ⅱa

（4）特定疾病——心律失常

推荐	等级
对于有急性或恶化的血流动力学不稳定的房颤（AF）患者，推荐进行 NCS 紧急电复律	I
对于室性心动过速（VT）患者，如果 VT 有症状、单形、持续，与心肌瘢痕有关且即便有最佳的药物治疗也仍会复发，推荐在非紧急 NCS 之前对心律失常进行消融	I
对所有在手术前重新编程的心血管植入式电子装置（CIED）患者，推荐在手术后尽快进行重新检查和必要的重新编程	I
如果根据 2021 年 ESC 心脏起搏和心脏再同步治疗指南存在起搏适应证，则应推迟 NCS 手术，且应考虑植入永久性起搏器	IIa
在高风险、非紧急的 NCS 手术之前，对于有症状的，虽经治疗但仍复发或持续的室上性心动过速（SVT）患者，应考虑进行消融治疗	IIa
对于高风险的 CIED 患者［如有植入式心律转复除颤器（ICD）或起搏依赖］，在接受 NCS 时很有可能出现电磁干扰（如脐部以上的涉及单极的电外科手术），应考虑在手术前立即进行 CIED 检查和必要的重新编程	IIa

（5）特定疾病——成人先天性心脏病（ACHD）

推荐	等级
对于 ACHD 患者，推荐在进行中、高风险的手术前咨询 ACHD 专家	I
对于 ACHD 患者，推荐在具有 ACHD 患者护理经验的中心进行中、高风险的非紧急手术	I

（6）特定疾病——心包疾病

推荐	等级
对于急性心包炎患者，应考虑推迟非紧急 NCS，直到基础病变完全解决	Ⅱa
在秋水仙碱或心包疾病免疫抑制治疗过程结束之前，可考虑避免在全身麻醉下进行非紧急 NCS	Ⅱb

（7）特定疾病——肺动脉高压

推荐	等级
扩张药物（多巴酚丁胺、米力农与左西孟旦）可以增加心排血量并降低肺血管阻力，应考虑根据患者的血流动力学状况在围手术期使用	Ⅱa

（8）特定疾病——外周动脉疾病和（或）腹主动脉瘤

推荐	等级
不建议在周围动脉疾病（PAD）或腹主动脉瘤（AAA）的非紧急手术前进行心脏检查、冠状动脉造影或心肺运动测试（CPET）常规转诊	Ⅲ

（9）特定疾病——肾病

推荐	等级
对于有已知危险因素（年龄＞65 岁、BMI＞30kg/m²、糖尿病、高血压、高脂血症、CV 疾病或吸烟）的患者，在接受中、高风险 NCS 时，推荐测量血清肌酐和肾小球滤过率（GFR）以筛查术前肾脏疾病	Ⅰ

推荐	等级
对于需要在围手术期进行造影剂增强放射检查的肾脏疾病患者，应考虑通过静脉注射等渗液体、使用最小体积的造影剂及使用低渗或等渗的造影剂来实现补水平衡（balanced hydration）	Ⅱa
如果有条件进行胱抑素 C 测定法，对于估算的肾小球滤过率（eGFR）受损 [< 45 ~ 59ml/（min · 1.73m^2）] 的患者，应考虑进行胱抑素 C 测定以确认肾脏疾病	Ⅱa

（10）特定疾病——肥胖

推荐	等级
推荐评估心肺功能，以估计肥胖患者围手术期的 CV 风险，特别注意那些接受中、高风险的 NCS 患者	Ⅰ
对于肥胖低通气综合征的高风险患者，应考虑在进行重大非紧急 NCS 前进行额外的专家调查	Ⅱa

（11）特定疾病——糖尿病

推荐	等级
对于怀疑或已知有 CAD 的糖尿病患者，以及有自主神经病变、视网膜病变或肾脏疾病并计划接受中、高风险 NCS 的患者，推荐在术前评估伴随上述疾病的心脏状况	Ⅰ

4. 围手术期评估和管理

（1）围手术期监测和麻醉

推荐	等级
推荐避免术后急性疼痛	Ⅰ

（2）围手术期心血管并发症

需注意，下文心脏最大搏动点的英文完整名称为"point of maximal impulse"，指的是胸部触诊时的心脏搏动感受最为明显的位置。

推荐	等级
推荐对围手术期的 CV 并发症有较高的认识，同时对接受中、高风险 NCS 患者进行心脏最大搏动点（PMI）监测	I
推荐进行系统的 PMI 工作，以确定潜在的病理生理学并确定治疗方法	I
推荐在与外科医生就出血风险进行跨学科讨论后，按照非手术环境的指南治疗术后 STEMI、NSTE-ACS、急性 HF 和快速心律失常	I
对于有高或中等术后肺栓塞（PE）临床概率的患者，如果出血风险较低，推荐在诊断工作进行的同时立即开始抗凝治疗	I
推荐术后口服抗凝治疗 PE 的时间至少为 3 个月	I
对于有 OAC 术后适应证的患者，一般推荐使用 NOAC 而不是维生素 K 拮抗剂（VKA）	I
对于 NCS 术后房颤的患者，应考虑对所有有卒中风险的患者进行长期 OAC 治疗，同时应考量 OAC 治疗的预期净临床获益及患者的知情偏好	II a
对于有非心脏手术后心肌损伤（MINS）且出血风险较低的患者，可考虑在 NCS 后约 1 周开始使用达比加群 110mg，口服，每天 2 次	II b
不建议接受 NCS 的患者常规使用 β 受体阻滞剂来预防术后房颤	III

（解放军总医院第二医学中心　胡亦新）